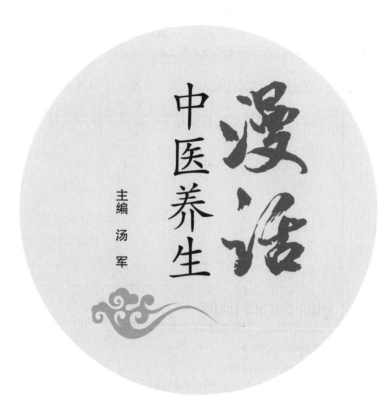

漫话
中医养生

主编 汤 军

U0308032

中国中医药出版社
· 北 京 ·

图书在版编目（CIP）数据

漫话中医养生 / 汤军主编 . —北京：中国中医药出版社，2017.10

ISBN 978 - 7 - 5132 - 4437 - 4

Ⅰ . ①漫… Ⅱ . ①汤… Ⅲ . ①养生（中医） Ⅳ . ① R212

中国版本图书馆 CIP 数据核字（2017）第 224142 号

中国中医药出版社出版

北京市朝阳区北三环东路 28 号易亨大厦 16 层

邮政编码 100013

传真 010-64405750

河北省武强县画业有限责任公司印刷

各地新华书店经销

开本 710×1000 1/16 印张 13.5 字数 168 千字

2017 年 10 月第 1 版 2017 年 10 月第 1 次印刷

书号 ISBN 978 - 7 - 5132 - 4437 - 4

定价 68.00 元

网址 www.cptcm.com

社 长 热 线 010-64405720

购 书 热 线 010-89535836

维 权 打 假 010-64405753

微信服务号 zgzyycbs

微商城网址 https://kdt.im/LIdUGr

官 方 微 博 http://e.weibo.com/cptcm

天猫旗舰店网址 https://zgzyycbs.tmall.com

如有印装质量问题请与本社出版部联系（010-64405510）

"日出江花红胜火，春来江水绿如蓝"（唐·白居易《忆江南》）。丁酉年春暖花开之际，高兴地收到了汤军教授发来的由她担任主编的《漫话中医养生》一书的校样。从听到要编写这本书的消息到看到书稿，大概已有两三个年头了，一直期待着看到她的作品。作为一名临床专家，她是浙江省知名的中医，每日都与数以百计的患者打交道；作为一名养生专家，她的身影时常出现在多个电视频道和各种讲座活动中。无论是资历、学识、经验，她都是堪当信任的学者，能为她的书作序是一件快事、幸事。

养生的书，最重要的是靠谱，这个"谱"就是学术之真。离开了这个"谱"，一本书就失去了它存在的前提。中医养生书最基本的"谱"，是从《黄帝内经》就确定了的，《灵枢·本神》："智者之养生也，必顺四时而适寒暑，和喜怒而安居处，节阴阳而调刚柔，如是则辟邪不至，长生久视。"很显然，"和""顺"是中医养生的基本法则。关于如何进行养生，《黄帝内经》也做出了明确的阐释，《素问·上古天真论》："法于阴阳（养生之道），和于术数（养生之术），食饮有节（饮食养生），起居有常（环境养生），不妄作劳（运动养生），故能形与神俱（精神养生），而尽终其天年（健康长寿），度百岁乃去。"《漫话中医养生》一书，从立论的主题到每一个表现的细节始终都是紧密围绕着《黄帝内经》中这一思想展开的。

全书八章：第一章"养生有道——不可错过的基础课"，是本书的开篇语，是对以《黄帝内经》为代表的中医养生思想的概述；第二章至第五章"饮食养生——吃出来的健康""起居养生——遵循大自然的'套路'""情志养生——健康从'心'开始""运动养生——生命在于运动"，是中医养生的重头戏，是按照《黄帝内经》的养生理论渐次展示的中医养生思想的大论；

最后三章"经穴养生——小穴位中有大生机""体质养生——打理您体内的'生态环境'""行动起来——常用养生保健简易方法",是特色养生方法的介绍,是作者应用中医养生理论在实践中的体会和经验总结。可以肯定地说,《漫话中医养生》是一本可以信赖的中医养生书。

养生的书,关键是通俗。有人说,养生的书是属于俗文化的,从某种意义上讲,这话是对的。科普涉及的主题,都是与人们生活直接发生联系的内容,有雅有俗,俗的成分占主要的位置。科普不同于学术界的学术报告,对象不同,表达手法有异,这是交流、沟通的基本法则,是从事科普工作的专家随时要面对的问题。用写学术论文的手法去写科普书,注定是没有卖点的;用一个稿子"通吃"所有对象的法则,也是行不通的。科普专家一定要在掌握常法的基础上学会变法,用既不脱离学术本质又最接近生活的语言、方法去揣摩受众的心理,感召受众的心灵,让科普知识入脑入心,化成他们自己的知识,满足他们的需求。诺贝尔文学奖得主耶利内克说过:"让语言自己说话,我紧随其后。"意思是说,任何体裁的作品都有其独到的表现手法,而不是作者的做作。科普作品同样有自己的语言表达规律,需要作者不断去探索、去研究、去掌握、去创造、去应用。好的科普作品有一个共同的特点,那就是他们能用巧妙的语言扣住读者的心。《漫话中医养生》一书的作者,向这一目标努力进取,不仅把中医的学术理念通俗化、群众化了,而且还引入了大量的文学故事、民谣谚语、民俗风情、奇闻趣事等老百姓喜闻乐见的内容,把中医的故事讲活了,把中医知识趣味化、普及化了。书中的每个章节都配发了漫画,用直观的美术形象引人入胜——引导人们的理解;用抽象的漫画思维发人深思——引发人们的思考。图文并茂,贴近生活,可以预见,《漫话中医养生》将是一本受市场欢迎的热销书。

养生的书,要害是实用。中医科普作品是来源于生活、来源于民众,又服务于生活、服务于民众的。关于生活与创作的密切关系,75年前毛泽东同志《在延安文艺座谈会上的讲话》中说得非常深刻。他指出:"人民生活本来存在着文学艺术原料的矿藏,这是自然形态的东西,是粗糙的东西,但也是最生动、最丰富、最基本的东西;在这点上说,它们使一切文学艺术相形见细，他们是一切文学艺术的取之不尽、用之不竭的唯一的源泉。"老百姓讲求的是过日子，过日子就得讲求实际，科普作品的主题必须向他们的这个基本需求靠近。只有符合他们的口味，老百姓才买账，才能受到他们的接纳。一些科普作品的内容脱离了这个基本点，喜欢在哗众取宠上做文章，乍一听，挺吸引人的，细琢磨，却不好使，下次老百姓就不再上当了。究其原因，是这些作品的内容老百姓从思想上理解不了、从行动上操作不了、从条件上实现不了，自然就敬而远之了。不要说让他花钱购买，就是免费送给他，十有八九也是要被束之高阁的。《漫话中医养生》一书的作者高度关注到了这一问题，尽力在实用上下功夫，在效验上做文章。说食疗，不脱离普通人的生活条件；说起居，不脱离普通人的居住环境；说运动，不脱离普通人的实际状态；说情志，不脱离普通人的世态人情。实践再一次证明，只有充分深入生活、了解老百姓的真实需要，才能写出他们看得懂、用得上、买得值的好书来，才能真正帮助他们解决实际生活中迫切需要解决的难题。从整体效果判断，《漫话中医养生》肯定是一本受读者热捧的好书。

几天来，一直沉浸在浙江才女的这本《漫话中医养生》的悦读中，仿佛看到了西子的隽美、品到了龙井的甘润，让人久久回味，难以忘怀。感动之余，写上这些话，一是表达对作者辛苦劳动和智慧创造的赞扬，二是对这本书的推荐，希望它能够赢得广大读者的喜爱、为读者的健康带来福音。

温长路

2017 年 5 月 1 日　北京

（作者系国家中医药管理局中医药文化建设与科学普及专家委员会委员，中国健康管理产学研联盟指导专家，中华中医药学会常务理事、学术顾问）

记得曾看过的一部电影《等风来》，喜马拉雅山下的世外净土并非想象中的远离尘嚣，那里有游客，也有嘈杂声。但是，当一袭红袍、满面肃静之态的僧侣悠悠抚摸着转经筒穿镜而过的时候，确如一缕清风拂过心间。那一刻我心里明白，无论生活节奏怎么提速，总有一些人的心可以沉静如水。

养生，正如养心。《黄帝内经》云："恬淡虚无，真气从之，精神内守，病安从来"。在这个全民被上了发条的时代，每个人似乎都忙碌地停不下来。追求速度的代价是用健康做了燃料，把时间当成了成本。常听到身边有人抱怨没有时间去健身，每天被绑架在办公桌前，腰椎越来越痛，气色越来越糟糕……未老先衰，或者是未富先衰，或是物质丰腴、身体亏空，甚至"出师未捷身先死"，这些无奈已成为了时下的写照。

忙碌的生活果真是我们养生的阻碍吗？细观身边的同龄人，工作压力虽大，但仍表现"冻龄""逆生长"者不在少数。这些人是经济条件特别好，或是闲暇时间特别多吗？未必。只是他们懂得，在合适的时间"上发条"，又在合适的时间"减速"，在动静之间取得微妙的平衡，就像坐跷跷板，拿捏、把握一个"度"最为重要。

其实，只要细心就能发现，养生蕴含在生活的方方面面。公园中的锻炼、群舞；菜场中马大嫂对菜蔬的"挑肥拣瘦"、荤素搭配，甚至出现"上档次"的时令搭配，比如春天买荠菜、夏天吃苦瓜；一年四季随季候节气变化，起居时间的改变；一些疾病稳定期的防护，比如哮喘人群在季节变化时出门戴口罩，秋冬寒冷季节做好保暖等；当然，情绪调节也是养生的重中之重。这些都是传统中医"法于阴阳，和于术数，食饮有节，起居有常，不妄作劳，故能形与神俱"养生文化的具体体现。

从餐桌到空气，在过去的几年中，各种健康大事件鳞次栉比，有人哀叹"生不逢时"，怀念孩提时虽然贫穷但快乐健康的时光。但从另一个角度来说，我们又很幸运，正因为这样，使得我们的养生意识从昏睡中觉醒并有井喷之态势，让我们有了主动了解更多健康养生知识的动力和需求。

国家"九五"攻关项目研究表明：在疾病的预防上投资1元钱，就可以节省8.59元的医疗费和100元的终末期抢救费，这正好与中医学的"上工治未病"不谋而合。英国学者李约瑟曾说："在世界文化当中，唯独中国人的养生学是其他民族所没有的"。尤其是对处于亚健康这个灰色地带的人群而言，更需要从源远流长的中医养生文化中汲取营养，恢复和保持健康。养生是中医"治未病"的根本，讲究四时阴阳，春生、夏长、秋收、冬藏，遵循自然界的规律，主张因时、因地、因人而异。"治未病"告诉我们不止要关注疾病，更要关注健康本身，去思考如何"防范于未然"。《漫话中医养生》一书，由此应运而生。

作为一本日常自我保健用书，《漫话中医养生》是以国家卫生和计划生育委员会、国家中医药管理局2014年6月发布的《中国公民中医养生保健素养》（以下简称《素养》）为蓝本，围绕基本理念和知识、健康生活方式与行为、常用养生保健内容、常用养生保健简易方法这4个部分，共42条内容的解读展开，为了兼顾权威性和实操性，在体例上按养生理念和养生方法（紧扣情志、起居、饮食、运动四大基石）对4个部分的42条内容进行了重新编排和归类，一章讲透一个主题，并特别根据这42条内容绘制了相应的漫画，以生动、有趣的形式告诉人们适宜掌握的中医药基本知识、养生理念、养生技能和常用养生保健方法。

千百年来，无论是帝王将相还是平头百姓，健康与长寿是所有人共同追求的目标。此书的读者群，我们相信不仅仅是中老年人，而是更为年轻化、全民化。这是一本既防身病，又防心病的书，以深入浅出、切实可行之道而畅行，使其更简单易懂，让各个年龄、文化层次的人都容易接受，进而提升全民的中医养生保健素养，让中医真正走进我们的日常生活，像吃饭、呼吸一般运用自如。

本书是漫"话"养生，且配以漫"画"娓娓道来。漫画，犹如一把钥匙，能开启人们的快乐，唤起我们潜意识里对美好事物的回忆和向往。用漫画来传达中医的思想，让学习变得更轻松，也让阅读变得更愉悦及直观。

《漫话中医养生》可以说是"千呼万唤始出来"。其实早在《素养》颁布之初，我们即启动了为期 3 年的"浙江省基层医疗机构中医体质健康管理培训项目"，以"体质辨识"为抓手，旨在提高基层医务工作者中医养生保健理论与实践能力。3 年来，累计完成专项培训 28 次，来自 30 余家基层医疗机构的共 1708 人次接受了培训和考核。2015 年 5 月，我们成功立项了浙江省健康服务产业科研课题"浙江省公民中医养生保健促进与效果评价研究"。2015 年 8 月在浙江省中医院"仁和养生保健大讲堂"给老百姓首讲拉开研究序幕，之后组织专家编写了《素养解读课程讲义》、PPT 课件，及摄制了示范授课录像，运用 Delphi 法研发了具有较好信度、效度的《中医养生保健素养调查问卷》，项目在杭州市上城区小营街道社区卫生服务中心、杭州市萧山区瓜沥镇社区卫生服务中心、浙江省衢州职业技术学院医学院 3 个分中心开展，1300 余名学生、企事业单位工作人员、政府机构公职人员、居家与机构养老人员接受了素养促进与效果评价。凝聚集体智慧的《漫话中医养生》一书也在这两个项目的逐步推进过程中酝酿而生并随着项目的完成瓜熟蒂落。

在此，感谢国家中医药管理局首席中医药健康科普专家、我的恩师温长路教授作序，感谢浙江省中医管理局局长徐伟伟主审，感谢浙江省健康服务促进会前期立项资助"浙江省公民中医养生保健素养促进与效果评价研究"课题，感谢编委会的小伙伴们付出的辛勤劳动。

"若要了时当下了，若觅了时无了时。"养生不需斟酌良久，亦不需挑选吉日，期待大家都能先定个"小目标"，跟随着《漫话中医养生》一起，在人生路上且行且珍惜，且养且健康。

愿《漫话中医养生》，如一泓清泉，沁入你的心肝脾肺肾。

汤 军
2017 年 2 月

漫画主人公介绍

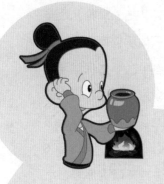

男主：大阳，一介草民，出身于佃农之家，过着自给自足的农耕生活，有正义感、性格好、忠厚老实、"妻管严"，对妻子素素几乎言听计从，但时而执拗，认真得让人发笑，同时也是个让人心生暖意的汉子。

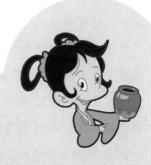

女主：素素，小镇药铺掌柜之女，从小耳濡目染懂点中医。伶牙俐齿，性格有点小泼辣，在生活习惯上喜欢管教大阳，但整体贤惠，善持家。缺点：是枚吃货，在吃上面是过不去的坎，只能由得大阳管束她。

目录
CONTENTS

第八章

行动起来——常用养生保健简易方法　　　/ 175

养生有道

——不可错过的基础课

《素养》第一条：中医养生保健，是指在中医理论指导下，通过各种方法达到增强体质、预防疾病、延年益寿目的的保健活动。

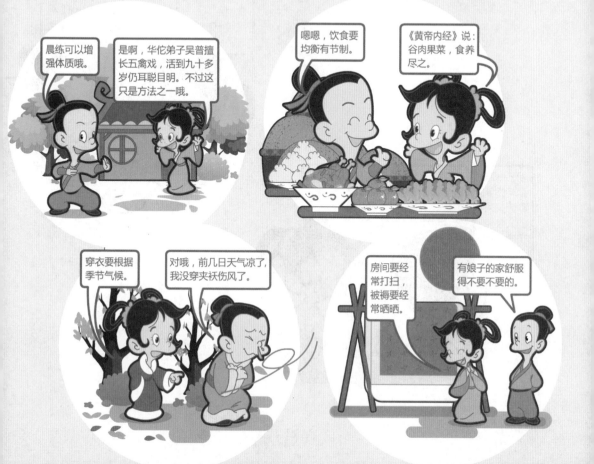

《素养》第二条：中医养生的理念是顺应自然、阴阳平衡、因人而异。

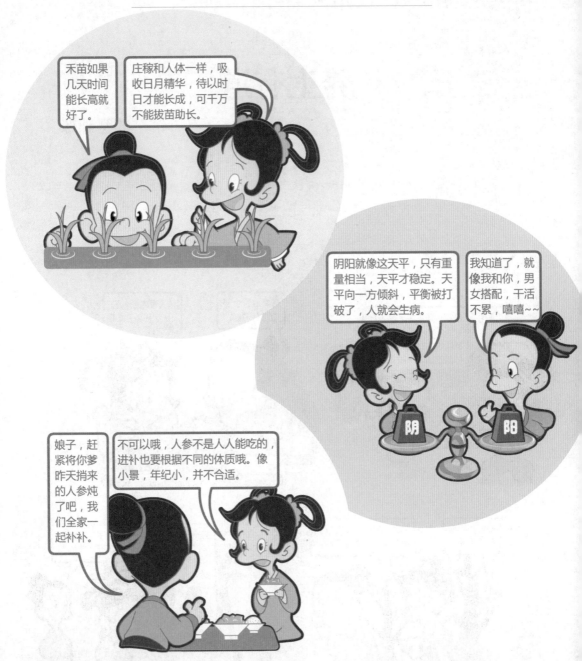

《素养》第三条：情志、饮食、起居、运动是中医养生的四大基石。

情志

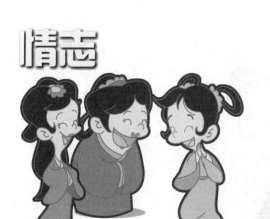

起居

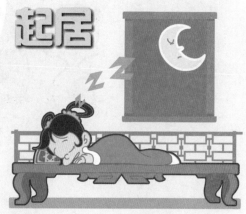

饮食

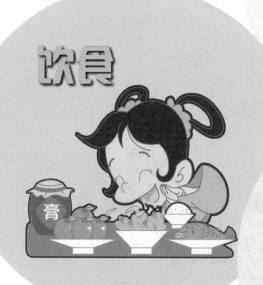

运动

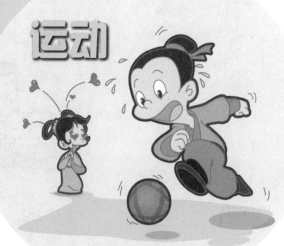

《素养》第四条：中医养生保健强调全面保养、调理，从青少年做起，持之以恒。

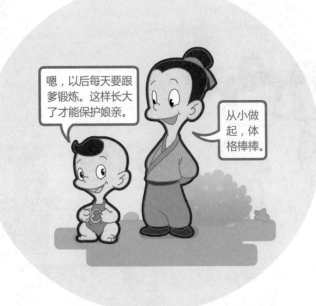

《素养》第五条：中医治未病思想涵盖健康与疾病的全程，主要包括三个阶段：一是"未病先防"，预防疾病的发生；二是"既病防变"，防止疾病的发展；三是"瘥后防复"，防止疾病的复发。

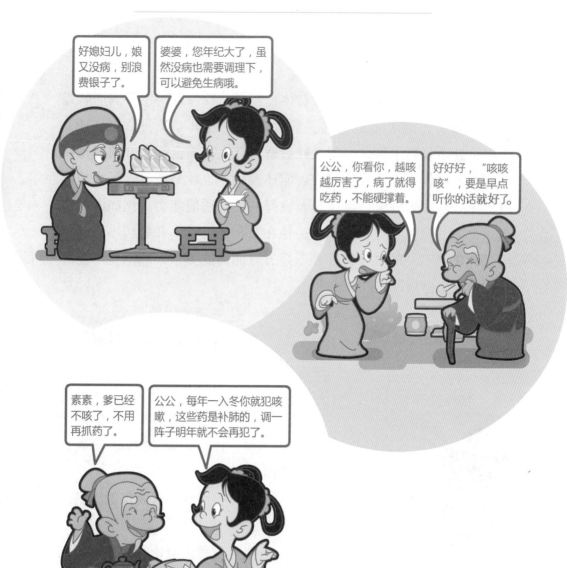

第一节　不生病，少生病，皆因"治未病"

一、健康，没你想象的那么简单

（一）什么是健康

一般情况下，人们都认为身体棒棒的，胃口好，没有病痛就是健康。其实，健康远不止这些。世界卫生组织（以下简称WHO）提出：健康是指生理、心理及社会适应三个方面全部良好的一种状况，而不仅仅是指没有生病或者躯体健壮。也就是说，除了生理健康，还必须心理健康，以及具有良好的社会适应能力。比如说有这么一个人，身体状况不错，可是他在家和老婆吵、和邻居吵，到单位又和领导吵、同事吵，处理不好方方面面的关系，那他就不能算是一个完全健康的人。

（二）健康的组成

WHO调查结果显示健康的组成成分为：

1. 不可控因素：遗传因素占15%；环境因素占7%；社会因素占10%；医疗因素占8%。总共占40%。

2. 可控因素：自我保健因素占60%。

由上可得出结论：60%的疾病（生活方式病）是可以预防的！换

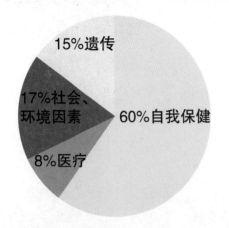

100%健康=

15%遗传
17%社会、环境因素
60%自我保健
8%医疗

句话说，健康掌握在我们自己的手中。

生活方式病是指由于人们衣、食、住、行、娱等日常生活中的不良行为，以及社会的、经济的、精神的、文化的各个方面的不良因素导致躯体或心理的疾病，称之为生活方式病。如：三高（高血压、高脂血症、高血糖）、中风、冠心病、脂肪肝、肥胖、乳腺疾病等。

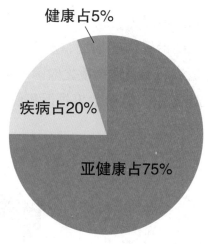

（三）亚健康，"正邪"拉锯战的争取对象

人的状态除了健康和疾病之外，还有一种亚健康状态。WHO全球调查表明：社会发达程度和竞争强度与亚健康人群呈正相关。据调查，现代人亚健康的比例高达75%。占比达五分之一的有明显疾病人群往往会受到关注，而占比达到四分之三的亚健康人群往往会被忽略。其实亚健康人群，进则可以变成病人，退则可以变成健康人。而其进退，全在一念之间，是"正（代表健康）邪（代表疾病）"双方开展拉锯战中均要争取的中坚力量。

二、医生的职责是什么——扁鹊三兄弟的故事给我们的启发

医生的职责是什么？一般的回答不外乎白衣天使、救死扶伤等一些俗套。我们要对上述观点说"No"。真正的好医生不仅是会治病的医生，而且是使人不生病或少生病的医生。

在这里我们先来讲一个扁鹊三兄弟的故事：扁鹊三兄弟从医，魏文王问名医扁鹊说："你们家兄弟三人，都精于医术，到底哪一位最好呢？"扁鹊答说："长兄最好，中兄次之，我最差。"文王再问："那么为什么你最出名呢？"扁鹊答说："我长兄治病，是治病于病

情发作之前。由于一般人不知道他事先能铲除病因，所以他的名气无法传出去。我中兄治病，是治病于病情初起之时。一般人以为他只能治轻微的小病，所以他的名气只及于本乡里。而我扁鹊治病，是治病于病情严重之时。所以大家以为我的医术高明，名气因此响遍全国。"这个故事告诉我们，预防胜于治疗。

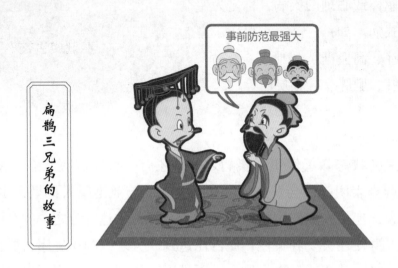

三、预防（治未病）胜于治疗（治已病）

我国"九五"攻关研究表明：1 元的预防投入可以减少 8.59 元的医疗费用支出，而临床实践表明，又可相应减少近百元的终末期抢救费，更重要的是病人少受罪，家人少受累，节省医药费，造福全社会。

我们的老祖宗非常伟大，早在 2200 多年前的《黄帝内经》中就提出了"治未病"的理念。原文是："是故圣人不治已病治未病，不治已乱治未乱，此之谓也。夫病已成而后药之，乱已成而后治之，譬犹渴而穿井，斗而铸锥，不亦晚乎！"大意是：高明的医生不治已发生的疾病而治疗未发生的疾病；高明的君王不平治已发的动乱，而是在未乱之前就加以治理，这就是其中的道理。假如疾病已经形成后才去医治，动乱已经发生后才去平治，这就好像口渴了才去掘井，临战了才去铸造兵器，那不是太晚了吗？"治未病"简单地说就是预防。

那么，是否没病的时候才能预防，如果已经有病了就没法预防了呢？

其实不然。《素养》第五条指出：中医治未病思想涵盖健康与疾病的全程，主要包括三个阶段：一是"未病先防"，预防疾病的发生；二是"既病防变"，防止疾病的发展；三是"瘥后防复"，防止疾病的复发。也就是广义的"治未病"。

（一）预防越早越好——一个朝鲜战场上士兵的故事

20 世纪 50 年代，美国医学界研究证实，通过对朝鲜战争中阵亡美国士兵进行尸检发现，在平均 27 岁年龄组人中，77% 的人已有冠状动脉硬化征象，有部分人出现阻塞性病变。而当年对朝鲜战争中阵亡中国士兵和朝鲜士兵的尸检结果却表明，他们的冠状动脉壁很光滑，一清二白。也许，在朝鲜冰天雪地中较量的，并不仅仅是两国士兵的武器、意志与勇气，还有他们的身体。由不同生活方式造就了不同的身体素质，来自富裕社会的美国士兵，虽然也是年轻人，但他们的身体实际上已经未老先衰了，而来自贫穷社会的中国、朝鲜的士兵，在生理上却还很年轻，生机勃勃。或许，美国士兵的血管病变早在童年时期就启动了。

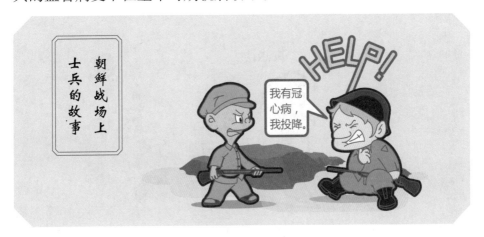

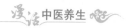

所以，老年或者中青年疾病的病根都是年轻时种下的，有些甚至是母亲怀孕时就种下了，比如说出生时体重超过8斤的婴儿容易患糖尿病。所以保养身体越早越好，不要等到退休了有时间了才保养。优生优育，女性孕前、孕期调养，从小、从年轻起就养成健康的生活方式。

（二）预防什么时候明白都不算晚

例如一个已经患上高血压的患者，如果他（她）能改善一下自己的生活方式：低盐膳食，适当锻炼身体，按时遵医嘱服用降血压药物，保持心态平和，那完全可以有较好的生活质量，带病延年，反之，就可能会导致严重的中风，这就是既病防变。那么如果已经中风了呢？也不要悲观，积极康复治疗的同时，控制原发病，预防更为凶险的第二次中风，这就是瘥后防复。这些都属于治未病的范畴。

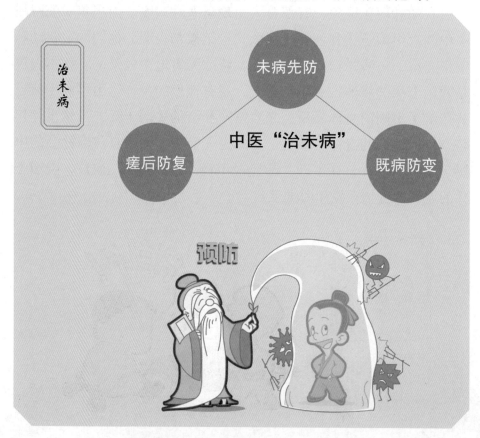

第二节　别让疾病的种子发芽

《素养》第四条指出：中医养生保健强调全面保养、调理，从青少年做起，持之以恒。前面我们已经表达了"疾病的种子都是自己种下的"论点，那么从青少年做起，就等于把疾病的种子扼杀在摇篮里。具体而言，如何激发孩子对中医养生保健的兴趣，使孩子能够从"要我做"变成"我要做"，自觉自愿地去做很重要。

一、健康教育、中医药文化的科普推广要进入幼儿园和学校

推广对象除了老师外，主体为幼儿、儿童、青少年。而针对这个特殊的群体，要采用特殊的教育方法。

二、父母以身作则，给孩子树立好的榜样

父母是最好的老师，孩子的言行不知不觉地接受父母潜移默化的影响。当然，父母及其家人首先要自己培养养生保健的理念，养成良好的的生活方式和习惯。否则，若如下面的做法就很糟糕：

例1. 妈妈告诉孩子吸烟有害身体健康，而爸爸在一旁吞云吐雾。

例2. 幼儿园老师教孩子不要闯红灯，而妈妈却带着孩子闯红灯。

三、激发孩子对中医药的兴趣

比如养些小花小草，告诉孩子不仅可以用来欣赏，还有治病的功效。

四、引导孩子积极主动地养生保健

几乎每个孩子都会有很多理想，当警察、科学家、飞行员等。当孩子兴起，自愿和家人聊起时，如果时机恰好，家长不妨告诉他，健康的体魄才是首要前提，一旦生病就什么也做不了；比如他梦想成为飞行员，就告诉他，如果总是玩游戏、微信会伤眼睛，视力不过关，梦想便成了空想。

第三节　人的生命犹如一盏油灯

孙思邈是我国唐代著名的医学家、药学家，同时又是著名的养生学家、道家。众所周知，他活了102岁，在所著的《千金要方》中将人的生命比喻成一盏油灯。如何来理解呢？父母把我们生下来的时候，都好比给了我们每人一桶等量的油，这桶油随着生→长→壮→老→已（死）而产生→增加→减少→耗尽。如果我们呵护它，比如不要熬夜、吸烟、酗酒、纵欲……那它就能少消耗一些，点得久一些；如果我们能采取积极的措施去保养它，比如适当的锻炼身体、舒缓心情、调理饮食（含冬令进补）……那就能为油灯加油，也可以使油灯能点得更久一些。说白了，养生，就是呵护我们的生命之灯。

那么，怎样才能不得或少得病呢？

《素养》第一条指出：中医养生保健，是指在中医理论指导下，通过各种方法达到增强体质、预防疾病、延年益寿目的的保健活动。

养生理念雏形在经书之首《易经》中就已经存在了，比较系统的中医养生理念源于我国现存最早的一部医学著作《黄帝内经》（分

《素问》和《灵枢》两部分，下简称《内经》)，其中关于养生的论述集中在《素问·上古天真论》《素问·四气调神大论》《灵枢·天年》三篇，有兴趣又有一定古文基础的读者不妨可以仔细一阅。《内经》中说道："上古之人，其知道者，法于阴阳，和于术数，食饮有节，起居有常，不妄作劳，故能形与神俱，而尽终其天年，度百岁乃去。"意思是：上古时代的人，懂得养生之道，能适应自然变化的规律，饮食有一定的节制，起居有一定的时间，不做过分的劳作，所以能使肉体与精神互相协调一致，而活到其生命应达到的年龄。如此看来，古人的养生秘诀，到现在依然是我们现代人应该学习借鉴的。

从现在起，让我们一起来养生吧！从生活中的点点滴滴做起。

第四节　养生，像吃饭一样自然

《素养》第二条指出：中医养生的理念是顺应自然、阴阳平衡、因人而异。

一、顺应自然——人与大自然息息相通

顺应自然，就是中医所说的天人相应。

在很多人眼中，"天人相应"似乎是个非常玄妙的修炼方法，与普通人无关。事实上，"天人相应"是中国古代哲学和中医学的一个基本概念，天人关系是中国古代哲学的基本问题，中医学根据朴素的唯物主义"天人一气""天人合一"说，用医学、天文学、气象学等自然科学材料，论证并丰富了"天人合一"说，提出了"人与天地相参"，强调"善言天者，必有验于人"(《内经》)。

所以，"天人相应"说白了就是自然界的万事万物都对人体有影响，还有人与社会的统一性及人对环境的适应能力。自然界中，四时气候、地土方宜等对人的生命活动与疾病有深刻的影响，如：季节气候与人体（冬季晨练好不好？不好）；昼夜晨昏与人体（熬夜、倒时差影响身体健康）；地区方域与人体（南、北方人体质不一样）。中医学的天人相应观强调人与自然的和谐一致，人和自然有着共同的规律，人的生老病死受自然规律的制约，人的生理病理也随着自然的变化而产生相应的变化。清代医学家徐灵胎更是强调了医生如果不懂得"天人相应"，就不配做医生（"不知天地人者，不可以为医"）。医生治病是如此，我们养生也是一样，所以，人应通过养生手段，积极主动地适应自然。

现代科学研究证实，人类和其他生物一样存在着生长发育、代谢生殖等诸多方面的昼夜节律性。生物体内似乎有着精确的计时装置，在控制着生命的活动。这种生物节律，也就是我们常说的生物钟。生物钟是生物在适应气温、光线等环境周期性变化过程中逐渐形成的。生物在进化的历程中只有在生理上、行为上也出现与环境相适应的周期性变化，才能更好地适应环境。

中医学的天人相应观与现代科学的生物钟理论不谋而合。十二时辰养生法就是天人相应观的具体体现之一，时辰养生就是要人们每天按照自然规律好好生活，说白一点就是按生物钟在适合的时间做该做的事（衣食住行），保养好人体的先天真元（即正气、抵抗力），才能不生病或少生病。十二时辰养生法要求入睡时间在每晚9:00～11:00，即亥时，三焦经当令的时刻。亥时又称人定、定昏等，此时夜色已深，人们也已经停止活动，安歇睡眠了。如果这个时间不入睡，过了时间就会"夜新鲜"，到了胆经、肝经旺的子时、丑时，睡眠质量变差，或再不入睡导致两鬓白发、面色青灰、思维决断力下降、烦躁等。

1. 冬季为什么不适合晨练

大自然分白天和黑夜，而人顺应自然是日出而作，日落而息。一年又分四季，四季中白天和黑夜的时间也不一样长，夏季白天长，黑夜短，所以应该晚睡早起，中午补一个午觉，而冬天呢，白天短，黑夜长，所以应该早睡晚起，跟着太阳走。如果很早起床出门锻炼，天气寒冷，不仅容易受风寒之邪引起感冒、肺炎等呼吸道疾病，还会因为血管收缩（寒主收引）导致心绞痛、中风的发生。

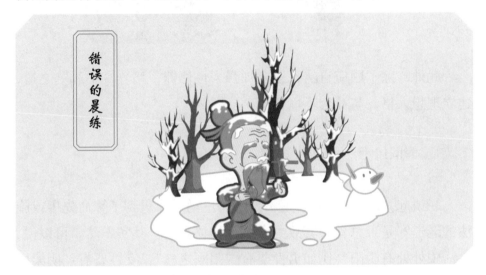

错误的晨练

2. 倒时差为什么会影响身体健康

时差反应会令在国外或回国后的生活和工作大受影响，从而出现昼夜颠倒、消化不良、胃肠功能紊乱及烦躁不安等身体不适应的表现，时间短辄数天，长需数周才能逐渐恢复。

如果一个人短期出差，从中国到美国，过几天又从美国回中国，是否违背了天人相应的养生理念对身体有害呢？答案是肯定的。因为"生物钟"不可能一下子调过来，比如说飞机出发是白天，十二小时坐下来，到了那边还是白天，你困了，即使想按中国的规律作息，白天睡觉，但由于整个环境、光线、噪音等肯定睡不踏实，且就算你每天创造环境按中国的时间作息，那去美国你还办什么事情、玩什么呢？如果要改成那边的作息，就是倒时差了，要有一个过程。

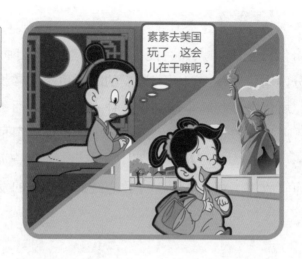

此外，除了顺应自然，还要加强人性修养，培养"中和"之道，建立理想人格，与社会环境相统一。

二、阴阳平衡——男女搭配，干活不累

一说起"阴阳"，大家是不是脑海里马上浮想到了算命先生或施法的老道？是否总觉得其故弄玄虚，神秘难懂？其实不然。可以说，生活中处处有阴阳，比如男性要有"阳刚之气"，女性要有"阴柔之气"，要不然就是"阴盛阳衰"；"男女搭配，干活不累"，说的就是阴阳要平衡。

阴阳并非中医所特有，中医学中的阴阳学说来源于中国古代哲学。老子在《道德经》中说："万物负阴而抱阳，冲气以为和"。宇宙间一切事物和现象都包含着阴与阳两个方面。

《内经》曰："阴阳者，天地之道也，万物之纲纪，变化之父母，生杀之本始，神明之府也，治病必求于本。"意思是：阴阳是宇宙自然界的基本规律，是认识万物的纲领，世间事物的不断变化都出自于阴阳。阴阳是一切事物生长和消亡的本源，世间事物之变化莫测既出自阴阳，诊治疾病也必求之于阴阳。所以说，弄懂阴阳对学中医而言非常重要，自然对中医养生也是非常重要的。

《内经》中记载："阴平阳秘，精神乃治，阴阳离决，精气乃绝。"大意是：人体的正常生理活动，是体内阴阳两个方面保持对立统一的协调关系，达到动态平衡的结果。没有阴精则无以产生阳气，没有阳气亦无以化生阴精。阴精的主要作用在于镇守体内，保持平静、安定；阳气的主要功能，在于护摄体表，保持坚固、致密。如果人体的阴阳能维持这种平衡、协调关系，发挥正常功能，人的精神就正常，身体就健康；反之，如果阴阳的平衡、协调关系被打破，阴阳二者不能相互为用，以致分离，那么人的精气就会因生化无源而衰竭，生命活动也就随之停止。

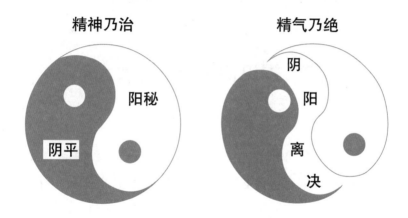

如上解释听着似乎有点玄乎，实际上阴阳落实到某一个点，比如寒热，寒属阴，热属阳；又如人体体质有寒（阴）热（阳）；食物也有寒热，辣椒热性属阳，吃多了上火，西瓜寒性属阴，吃多了脾胃受寒拉稀。如何来选择食物使得阴阳平衡，这在饮食养生中会具体讲到。

三、因人而异——世界上没有两片完全相同的树叶

16世纪德国哲学家莱布尼茨说过一句很有名的话："世界上没有两片完全相同的树叶。"这句话很适用于我们的养生，它告诉我们，

养生应该因人而异。

毕竟，并非每种方法都放之四海而皆准，也并非人人都适合所有的养生手段，必须根据不同的年龄、体质、季节及个体所患疾病的性质等情况而采取适当的方法，即所谓的"三因制宜"——因时、因人、因地。

老人、女性、小儿等养生方法都不同。

《素养》第二十一条指出：妇女有月经期、妊娠期、哺乳期和更年期等生理周期，养生保健各有特点；第二十三条指出人老脚先老，足浴有较好的养生保健功效。第二十六条指出小儿喂养不要过饱。这些我们在后面各个章节中都会具体讲到。

第五节　捍卫健康身心的四大天王

《素养》第三条指出：情志、饮食、起居、运动是中医养生的四大基石。西医学也有健康四大基石，我们下面来比较一下：

中医养生四大基石	西医学四大基石
饮食有节	合理膳食
起居有常	戒烟限酒
适度运动	适度运动
情志良好	心理平衡

其中，戒烟限酒可以包含在合理膳食之内，而"起居有常"一条，是中医养生四大基石的关键要素。试想，如果一个人其他三条都做到了，却天天熬夜，半夜睡觉、中午起床，身体迟早要出问题。

总得来说两者同大于异，但中医学的养生理念既有大局观，又强调个体化，更具有操作性，故能起到更加明显的防病强身效果。

中医养生的具体方法主要有饮食养生、精神养生、四季养生、运动养生、经络养生、体质养生、房室养生、十二时辰养生、起居调摄等。根据《素养》主要内容，从第二章起我们来给大家具体介绍。

饮食养生

——吃出来的健康

《素养》第六条：中药保健是利用中药天然的偏性调理人体气血阴阳的盛衰。服用中药应注意年龄、体质、季节的差异。

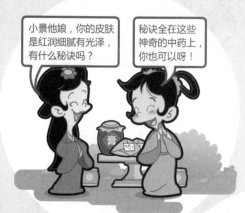

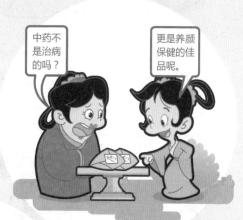

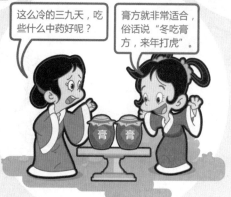

《素养》第七条：药食同源。常用药食两用的中药有：蜂蜜、山药、莲子、大枣、龙眼肉、枸杞子、核桃仁、茯苓、生姜、菊花、绿豆、芝麻、大蒜、花椒、山楂等。

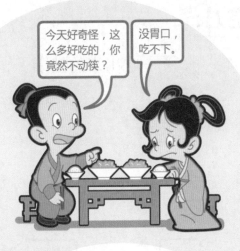

今天好奇怪，这么多好吃的，你竟然不动筷？

没胃口，吃不下。

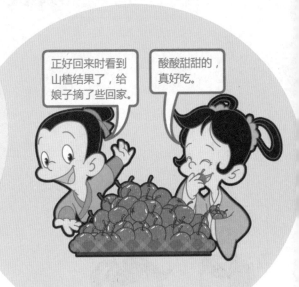

正好回来时看到山楂结果了，给娘子摘了些回家。

酸酸甜甜的，真好吃。

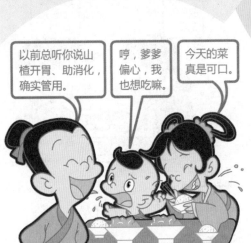

以前总听你说山楂开胃、助消化，确实管用。

哼，爹爹偏心，我也想吃嘛。

今天的菜真是可口。

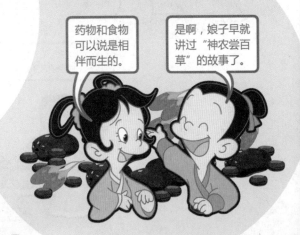

药物和食物可以说是相伴而生的。

是啊，娘子早就讲过"神农尝百草"的故事了。

《素养》第十三条：煎服中药避免使用铝、铁质煎煮容器。

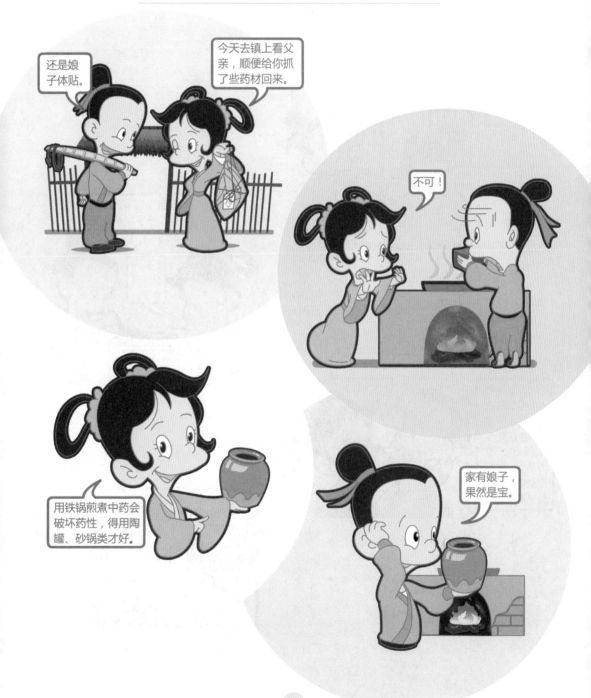

《素养》第十七条：饮食要注意谷类、蔬菜、水果、禽肉等营养要素的均衡搭配，不要偏食偏嗜。

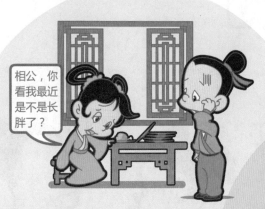

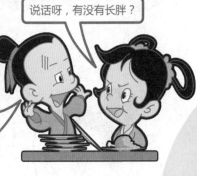

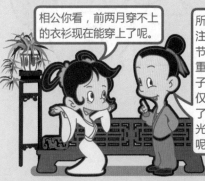

《素养》第十八条：饮食宜细嚼慢咽，勿暴饮暴食，用餐时应专心，并保持心情愉快。

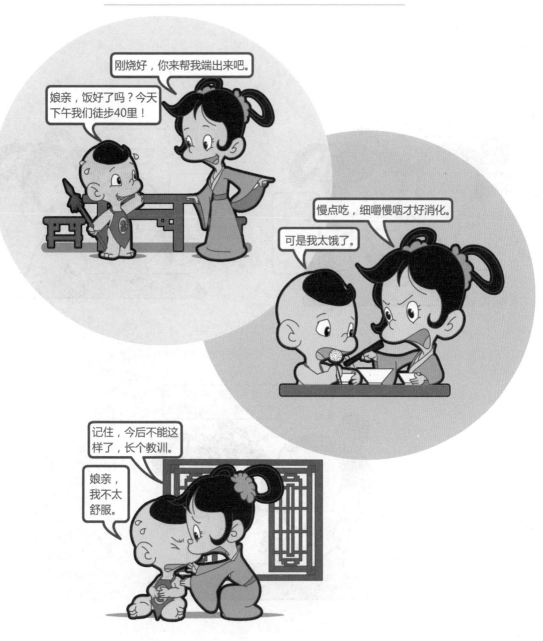

《素养》第十九条：早餐要好，午餐要饱，晚餐要少。

《素养》第二十条：饭前洗手，饭后漱口。

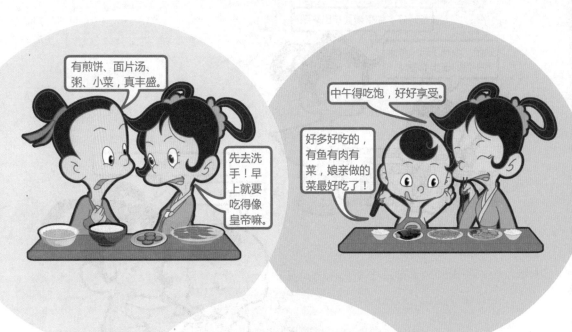

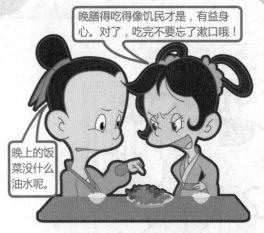

《素养》第二十二条：不抽烟，慎饮酒，可减少相关疾病的发生。

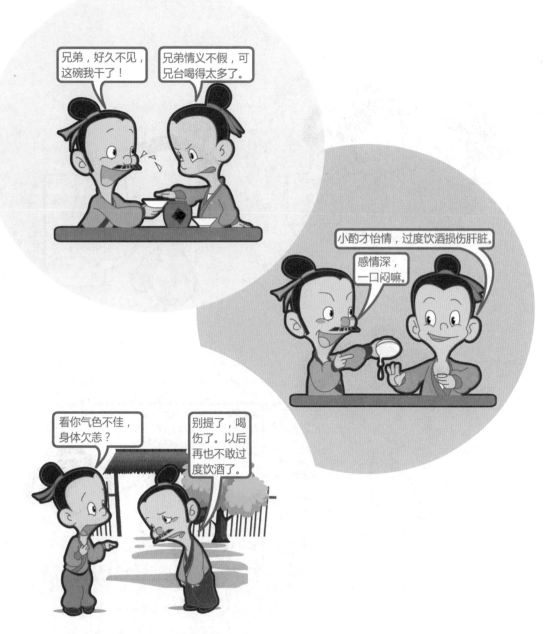

《素养》第二十八条：饮食养生：根据个人体质类型，通过改变饮食方式，选择合适的食物，从而获得健康的养生方法。

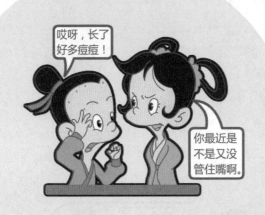

哎呀，长了好多痘痘！

你最近是不是又没管住嘴啊。

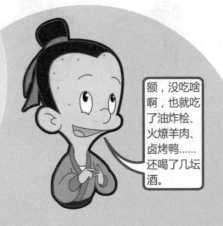

额，没吃啥啊，也就吃了油炸桧、火燎羊肉、卤烤鸭……还喝了几坛酒。

相公你本就是湿热体质，又吃了那么多辛热燥烈的食物，当然会长痘痘啦，你的痔疮也可能复发呢！

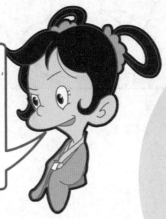

那就得乖乖听我的喽。从今天开始要多吃清热利湿的食物。来，先把这碗绿豆薏仁百合汤给喝了！

那怎么办，娘子救我！

第一节　饮食决定健康

"民以食为天"是每个中国人耳熟能详的古语。古人把饮食比作"天"，说明饮食是天下头等大事，是生命的第一需求。俗话说："手中有粮，心中不慌。"人类离不开食物，饮食是保证生存的首要条件。人的生命活动需要不断地从食物中吸收补充营养物质才能得以维持，没有饮食，就没有营养，我们的生命就无法延续。

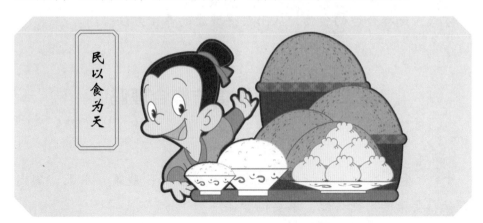

有人做过统计，一个男性，如果寿命是 70 岁，那么他一生会摄入包括水在内的食物多达 60 吨。如此庞大的食物量从我们的身体通过，直接影响了我们的身体健康状况。西方有句古谚："You are what you eat"，饮食决定健康。食物不仅是人类生存的第一需要，也是维持健康的重要条件，合理的饮食可以造就健康的体魄和良好的心理状况。

如果没有燃料，汽车将无法行驶；同样，如果人类没有能量，也必将无法生存。我们获得能量最直接、最简便的途径就是摄入

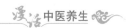

食物。《中国居民平衡膳食宝塔》建议一般人群每日能量控制在1600～2400千卡。如果摄入过多，会在体内转化为脂肪沉积，导致超重或肥胖，从而诱发高血压、高血脂、冠心病、脂肪肝、胆石症等；而摄入不足，身体就会消耗脂肪，甚至肌肉，造成消瘦，这会引发各种不良后果，如骨骼肌退化、免疫力下降等。

从中医养生角度，合理的饮食不仅可以提供生命所需的能量，还可以补益人体的精、气、神，保障机体功能的协调平衡，达到强健体魄、益寿延年的目的。而饮食不当则会损伤脾胃、耗损正气，引发机体的各种疾病和早衰。因此，我们的饮食要做到结构合理、五味调和、饥饱得当、寒温适宜、定时定量、安全卫生。正如《素养》第二十八条指出：饮食养生：根据个人体质类型，通过改变饮食方式，选择合适的食物，从而获得健康的养生方法。

第二节　您的饮食结构合理吗

《素养》第十七条指出：饮食要注意谷类、蔬菜、水果、禽肉等营养要素的均衡搭配，不要偏食偏嗜。

《内经》云："天食人以五气，地食人以五味。"意思是说，我们每天都要呼吸大自然的清气，摄入口味繁多的饮食。人类生命活动的维持、种族的繁衍生息，都是源自大自然的赐予。

那么，何谓合理的饮食结构？它即指每天摄入的食物按照人体需要进行搭配，做到种类齐全、比例适宜、寒温合理，即全面、适量、均衡。《内经》对合理膳食就有精辟而生动的论述："五谷为养，五果为助，五畜为益，五菜为充。""五谷为养"是指黍、秫、菽、麦、稻等谷物和豆类作为主食。黍、秫、麦、稻富含碳水化合物和蛋白质；菽则富含蛋白质和脂肪等；谷物和豆类同食，可以大大提高营养价值。我国人民的饮食习惯是以碳水化合物作为热能的主要来源，而人类生长发育的自身修补则主要依靠蛋白质——故五谷为养是符合现代营养学观点的。"五果为助"系指枣、李、杏、栗、桃等水果、坚果，有助于强身健体。水果富含维生素、纤维素、糖类和有机酸等营养物质，可以生食，且能避免因烧煮破坏其营养成分，有些水果若饭后食用，还能帮助消化，故五果是平衡饮食中不可缺少的辅助食品。"五畜为益"是指牛、犬、羊、猪、鸡等禽畜肉食，对人体有补益作用，能增补五谷主食的不足，这类食物富含人体必需的氨基酸，是人体正常生理代谢及增强机体免疫力的重要营养物质。"五菜为充"则指葵、韭、薤、藿、葱等蔬菜。各种蔬菜均含有多种微量元素、维生素、纤维素等营养物质，有增食欲、充饥腹、助消化、补营养、防便秘、降血脂、降血糖、防肠癌等作用，对人体的健康十分有益。

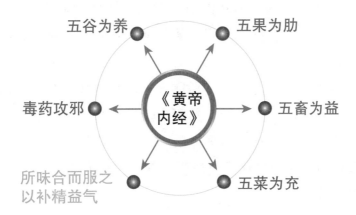

一、五谷为养

中医认为"五谷最养脾，天生万物，独厚五谷"，就是说五谷杂粮既是食物，也可以用来防治疾病，是保持身体健康的天然良方。

1. 补中益气——大米：具有补中益气、健脾和胃、益精强志的功效。大米煮粥最养人，老幼皆宜。空气干燥时，早晚喝点大米粥，可以远离口舌干燥的困扰。

2. 养心安神——小麦：可养心安神，有"五谷之贵"的美称。《内经》称小麦为"心之谷"，补益心气，将其与大米、大枣一起煮粥服食，可以防治心烦失眠。

3. 健脾和胃——小米：有补中益气、健脾和胃的作用，适用于脾胃虚弱、不思饮食、反胃呕吐、腹泻及产后、病后体虚者食用。小米熬粥时上面浮着一层细腻的黏稠物，俗称"米油"。中医认为，米油的营养极为丰富，滋补力最强，有"米油可代参汤"的说法。

4. 补中健脾——玉米：具有补中健脾、利尿消肿、宁心活血的作用，尤其适宜有水肿者的日常饮食。

5. 健脾益气——黄豆：有健脾益气、清热解毒的功效，脾胃虚弱者宜常吃。用黄豆制成的各种豆制品如豆腐、豆浆等，也具有药性，豆腐可宽中益气、清热散血，尤其适于痰热咳喘、伤风外感、咽喉肿痛者食用。实验还证明，黄豆及其制品对心血管有特殊的保健作用。

6. 健脾利湿——薏苡仁：别称薏米，有健脾、补肺、清热、利湿的作用。薏苡仁煮粥食用，其所含蛋白质远比米、面高，易消化吸收，对减轻胃肠负担、增强体质有益。薏苡仁还能治疗水肿、痛脓、风湿痹痛等病。现代研究证明，薏苡仁有抗肿瘤、增强免疫力、降血糖等功效。

二、平衡为要

根据现代营养学，人类需要的营养素有 40 多种，如蛋白质、碳水化合物、脂肪、钙、铁、碘、锌、硒、维生素 A、维生素 B_1、维生素 B_2、维生素 C 等，这些营养素必须通过食物摄入来满足人体的需求。为了更好地满足营养和健康的需求，日常饮食中要摄入多种多样的食物，《中国居民膳食指南（2016版）》建议平均每天不重复的食物种类数达到12种以上，每周达到25种以上。并且在这些食物的选择上，需要达到以下几个平衡：

1. 主食和副食的平衡：

主食即五谷杂粮，五谷是各种粮食的总称，即稻（各种大米）、黍（大、小黄米）、稷（高粱，又称粟）、麦（大麦、小麦、燕麦）、菽（除黄豆、黑豆外的各种豆类）。副食是指畜肉类、禽肉类、鱼贝类、蛋类和各种蔬菜。在日常生活中，主食和副食二者缺一不可。

2. 荤与素的平衡：

荤是指含有较多蛋白质、脂肪的动物性食物，素是指各种蔬菜、水果。在荤的方面，"四条腿的（如猪、牛、羊）不如两条腿的（如鸡、鸭、鹅），两条腿的不如没有腿的（如鱼）"。这主要是考虑脂肪（特别是不饱和脂肪酸）含量的多少，尤其是海鱼含有丰富的w-3多不饱和脂肪酸，对防治动脉粥样硬化、冠心病等心脑血管疾病有益。

在素的方面，我们要"一日五果蔬"，即保证每天都有新鲜的、深色的叶菜，同时搭配些根类（土豆、藕、胡萝卜）、茎类（芹菜）、花类（花椰菜、西兰花）、茄果类（番茄、茄子）等。

3. 粗与精的平衡：

主食应该注意增加全谷物（糙米）和杂豆粮（燕麦、小米、荞麦、玉米、红小豆、绿豆、芸豆等）。因为谷类加工精度越高，谷类中损失的营养素就越多，特别是B族维生素和矿物质。另外，谷类加工越精细则在摄入后升血糖反应越明显。所以孔夫子的"食不厌精，脍不厌细"并不可取。

三、三因制宜

时有四季的不同，昼夜的交替；地有地势的高低，气候的寒热，水土的不同；人有年龄、性别、体质的差异；因此，合理饮食也要

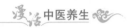

因时、因地、因人而异。

1. 因人制宜：

儿童脏腑娇嫩、发育迅速，饮食应保证营养全面均衡、易于消化，特别是要保证蛋白质和丰富的维生素、矿物质的供给。另外，"小儿喂养不宜过饱"，以防损伤脾胃或造成青少年肥胖。

妇女需要经历经、带、胎、产、乳等特殊时期。平素易伤血，因此宜多吃补血的食物，尤其在孕产期间，因气血虚弱，更应多吃一些补气、养血的食品，诸如：小米、大枣、鸡蛋、鸡、红糖、龙眼、鱼、肉之类等。此外，孕妇宜多摄入富含叶酸的食物，如动物肝肾、绿叶蔬菜、坚果及豆类，或叶酸补充剂，可预防胎儿神经管畸形、巨幼细胞性贫血、高同型半胱氨酸血症等。同时要注意粗粮的添加，增加富含优质蛋白质及维生素 A 的鱼、禽、蛋、瘦肉及海产品的摄入，以保证母乳充足。

老人所吃的食物，宜温热熟软，忌黏硬生冷。

人的体质有寒热虚实之分，饮食上也有不同的宜忌。例如，体胖之人，多有痰湿，故在饮食上，应多食清淡之物；体瘦之人，多有阴虚、血亏、津少，往往虚热内生，应多食甘润生津之品。

2. 因时制宜：

四季有寒热之分，食物也是如此。寒冷时节要多吃温热的食物，炎热时节便要多吃凉性食物。当然，大自然的节律并非一成不变，有的年份，该冷的时候不冷，该热的时候不热。这时，饮食就该相应变化，适当调节了。

3. 因地制宜：

我国地域辽阔，水土各异，因此饮食养生也不尽相同。西北地区地势高而寒冷，甘温大补的牛、羊肉和各种乳制品成为适应高原山地寒冷气候的极佳食谱。环境较潮湿的地区如四川、湖南一带的居民，对辣椒有特殊嗜好，因其有助于增食欲、助消化、祛寒除湿。

东南沿海地区，地势低而温热，湿气亦重，宜少用味过苦、性太寒的食物。

第三节　您的饮食方式正确吗

人体生命活动的维持一刻也离不开饮食的滋养，而正常的进食、营养物质的吸收和利用则需要以脾胃功能的强健为前提。健康的饮食不仅要有合理的结构，更要有正确的方式，主要表现在以下几个方面：《素养》第十八条指出：饮食宜细嚼慢咽，勿暴饮暴食，用餐时应专心，并保持心情愉快。《素养》第十九：早餐要好，午餐要饱，晚餐要少。《素养》第二十条：饭前洗手，饭后漱口。《素养》第二十二条：不抽烟，慎饮酒，可减少相关疾病的发生。

一、饮食有节

《内经》里说"法于阴阳，和于术数，食饮有节"。《内经》把"饮食有节"作为养生的一个重要方面，主张"谨和五味""饮食有节"的饮食方式，反对"以酒为浆，以妄为常"的不良生活习惯。过节或聚会时，人们常常会失去节制，暴饮暴食，结果吃出了肥胖病，吃出了高血压，也吃出了肝硬化。要想健康，无论何时都应该做到"已饥方食，未饱先止"。"已饥方食"，指即使吃的是粗茶淡饭，却胜于美味佳肴；"未饱先止"，指再好吃的东西也不要吃得过饱。"要长寿，三餐量腹依时候"的俗语不无道理。

二、寒温适中

所谓"水谷之寒热，感则害于六腑。"食物本身有寒、凉、平、温、热之性。寒性食物具有清热解毒、清热泻火的作用，热性食物具有温中散寒、补中益气的作用。我们从小就有体验：夏天酷暑难当，吃西瓜或绿豆汤可以解暑；冬天寒气逼人，喝羊肉汤可以暖胃；感冒了煮一碗生姜汤发发汗就好了。每一种不同的食物都有自己的性格，在对的季节吃对的食物，身体才能感觉舒适，更为健康。

三、细嚼慢咽

生活中，我们常听到"狼吞虎咽"一词，意指吃东西快速、贪婪，追求速度，毫无享受美食的快乐可言。很多时候，饮食除了满足口腹之欲，更有精神上的愉悦感。唐代名医孙思邈强调饮食养生的基本原则之一就是——细嚼慢咽。

学会慢慢吃、细细嚼之后，进食变成了每天身心愉悦的时刻。开心时，吃什么都会觉得美味，而通过口腔进入我们身体的食物经过味蕾、唾液的充分接触，不仅被杀菌，而且味觉感受更佳，也更容易被人体吸收，从而有效转化为我们身体缺乏的营养元素，一举两得不亦说乎。

四、快乐进餐

有句戏谑叫——"化悲痛为食欲"，人们总是不自觉地将食物与情绪联系在一起，然而，在有情绪的情况下享用食物，大多是不理智的。

在心情不好时，人们总会把注意力转移到食物上，尤其是零食，仿佛不停地吃，才能让他们忘记这种忧伤。事实上，一旦停止吃喝，忧伤的感觉就会再次袭来，甚至比之前还要猛烈。所以，当消极情绪来临时，不要把食物当成挡箭牌。自古以来，人们就提倡"欢乐饮食"，即进餐时要保持乐观舒畅的心情。宋代刘词在养生专著《混俗颐生录》中说的"脾好音乐，丝竹才闻脾磨，即《周礼》云'乐以侑食'。"即是提倡一种"在欢乐气氛下进餐"的观念。

西医学研究证明，人体的消化系统对情绪变化非常敏感。在积极、欢快的情绪状态下进餐，人的消化系统也会表现出积极的反应，以利于正常消化；而在抑郁、忧伤、失望、悲痛等不良情绪状态下进餐，消化系统会表现出一些消极反应，并不利于对食物的消化和吸收，甚至会引发消化性溃疡等胃肠疾病。

可见，食物本身并无罪，犯错的是我们不可控的情绪。把食物当做朋友，以积极快乐的心情与之相伴，回报我们的，也会是健康向上的身体状况。

五、早餐吃得像国王，中餐吃得像绅士，晚餐吃得像贫民

曹庭栋是清代著名养生学家、文学家，他汇集清代以前各家的养生思想，并结合自己的切身体会，总结编纂成养生学专著《老老恒言》，书中说："日中而阳气隆，日西而阳气虚，故早饭可饱，午后即宜少食，至晚更必空虚。"意思是白天阳气充足，代谢旺盛，能量消耗增多，进食量应该适当增加，以满足身体对能量的需求。特别是早上，经过一夜的休息和睡眠，胃肠道空虚，营养物质匮乏，胃酸分泌增加，消化机能旺盛，容易消化高质量的食物，还可以确保精力充沛，提高工作和学习能力，所以，早餐即使不能像国王吃得一样丰盛，至少也要吃饱。夜晚阳气归藏于内，入睡之后代谢更加缓慢，进食过多会增加胃肠负担，造成饮食停滞，并且会影响睡眠质量，"晚餐吃得像贫民"就是强调晚饭不宜过饱，尽量吃一些容

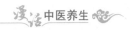

易消化的粗茶淡饭，所以《千金要方》明确提出："须知一日之忌，暮无饱食。"

"早饭宜好，午饭宜饱，晚饭宜少"，适当节制饮食，调整三餐配比是最为简便易行的养生之道。

六、饭前洗手、饭后漱口

这句顺口溜的意思是饭前洗手可以保证饮食卫生，而饭后漱口则可以保护牙齿。对于饭后漱口，古代著名的中医学家张仲景就曾说过："食毕当漱，令齿不败而口香。"他认为在饭后及时漱口可以使牙齿不被腐蚀，还能够清除口气，是良好的牙齿保养之法。这可以说明用餐后漱口来保养牙齿的做法古已有之。在文学名著《红楼梦》中，初进贾府的黛玉就发现，在贾府中，每每进餐过后，仆人们会端上一杯茶作漱口之用。饭后漱口也是中医学家们最提倡的日常护齿养生法。西汉名医淳于意更是认为龋齿的病因是饭后没有及时漱口，导致毒素堆积，腐败了牙齿，也就是"食而不漱"。

人的手上有数十万细菌，这其中很多都可能成为致病菌，这些致病菌生命力十分顽强，可以在手上存活三天左右，最常见的流感病毒甚至会在手上存活一周左右。如果不及时洗手，在一定条件下，就有可能将这些细菌带入到体内而诱发疾病。

由于进食时食物中的残渣往往会残留在口腔内的齿缝之间，这些残渣如果在口腔中长期残留，就会逐渐发酵形成酸性物质，长此以往就会侵蚀牙齿，造成龋齿等牙齿疾病。饭后及时漱口，就可以清除食物残渣，避免牙齿被腐蚀。

七、慎饮酒

酒是纯能量食物，低度酒含有一些蛋白质、肽类、氨基酸、碳水化合物及其他成分。每克酒精约含有 7 千卡能量，度数越高，含酒精越多，能量也越高。

大量研究表明，酒精会影响胎儿大脑各个阶段的发育，因此妇女在怀孕期间，即使适量饮酒也会对胎儿发育带来不良后果，酗酒更会导致胎儿畸形及影响胎儿出生后的智力发育。儿童正处于生长发育阶段，各脏器功能不很完善，即使少量饮酒，也会引起注意力、记忆力下降，思维速度变得迟缓。即使成年人若饮酒过量，也会因解毒功能不足而发生头痛，重者甚至昏迷或死亡。

不饮酒最好，如饮酒一定要控制量，且尽可能饮用低度酒；建议成年男性一天饮用酒的酒精量不超过 25 克，女性不超过 15 克。酒精量 25 克相当于啤酒 750 毫升，或葡萄酒 250 毫升，或 38 度白酒 75 克，或高度白酒 50 克。

八、不抽烟

烟草中含有大约 1200 种化合物，绝大多数对人体有害。毒性最大的是烟碱，又叫尼古丁。烟碱很容易溶于水，也很容易黏附在口腔、鼻腔、气管、食管和胃的黏膜上。溶于唾液、胃液或呼吸道黏液中的烟碱会被迅速地吸入到身体里面，即使皮肤没有伤口，黏附在皮肤表面的烟碱也可以渗透过去。一支香烟含烟碱 6～8 毫克，足以毒死一只老鼠，20 只香烟的烟碱可以毒死一头牛。

很多人知道吸烟会导致严重的呼吸道疾病，但很少有人知道，长期吸烟还会导致心血管功能受损，进而出现冠心病、高血压等多种心血管疾病。另外，二手烟含有大量有害物质及致癌物，不吸烟者暴露于二手烟下会增加多种吸烟相关疾病的发病风险，包括肺癌、乳腺癌和慢性阻塞性肺疾病。

事实上，"烟瘾"也就是所谓的"烟草依赖"，如同高血压、高血脂、高血糖一样是一种慢性疾病。三高需要吃药，戒烟也需要吃药。

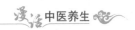

九、拒绝重口味

"重口味"主要指高盐、高脂的食物，这类食物味道比较重，更能刺激人的食欲。但是过量的盐、烹调油的摄入会带来很多的健康问题。

食盐是钠的主要来源，每克盐中含钠400毫克。但高钠摄入量不仅会升高血压，还可以改变血压昼高夜低的变化规律，增加心脑血管意外的发生率。

日常做菜时所用的烹调油通常包括动物油和植物油，其主要成分是脂肪，脂肪具有重要的营养作用，如提供能量、细胞的重要组成成分等，食物中的脂肪能促进脂溶性维生素的吸收。但是烹调油也是一种高能量的食物，每克脂肪可以产生9千卡能量，如果摄入的能量没有消耗掉就会积累下来，变成脂肪储存在体内，日积月累就可能产生超重甚至肥胖，肥胖是高血脂、高血压、糖尿病、动脉粥样硬化、冠心病、脑卒中、肿瘤等慢性病的重要危险因素。

第四节　中药保健保安康

一、药食同源

（一）药食同源熟食熟药

中医学传承数千年，它的思想体现了东方文化的思维和智慧，而"药食同源"就是其中一项重要理论。相传在神农氏时期，古代先民在寻找食物的过程中，遭受了许多疾患、病痛之苦。神农氏体恤黎民，怜悯百姓，不畏艰险"尝百草"，终于发现了哪些是可以吃的，哪些是不可以吃的。神农氏同时还发现，有一些动植物不仅可以充饥，还具有治疗疾病、减轻病痛的作用。比如误食某种食物后会出现呕吐、腹泻等症状，但在食用一些其他的食物后，这些症状会缓解，甚至消除。经过无数次的尝试，神农氏终于积累了丰富的经验，选择了那些最为安全、有效的"百草"作为果腹充饥的食物；另一些，则归属于药，按其性能，用以治病。其实，"药食同源"还可以从《内经》中得到印证，其曰："大毒治病，十去其六；常毒治病，十去其七；小毒治病，十去其八；无毒治病，十去其九；谷肉果菜，食养尽之，无使过之，伤其正也。"意思是毒性作用大的食用量要小一些，毒性作用小的食用量要大一些，谷肉果蔬，只要不过量食用，都可以养人。

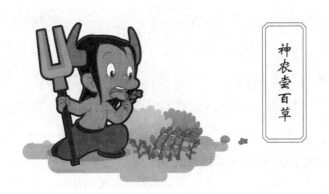

神农尝百草

在中国的传统文化中，药物与食物可以说是相伴而生的，是一本两支，只是各有所主罢了。以食物做药、药充食物者也不在少数，如人们常用山药做菜或煮成山药粥，不过作为补益药，山药早在《神农本草经》中已被列为上品药材。更为常见的百合有理脾健胃、宁心安神等功效，干百合常被人们做成百合莲子汤、绿豆百合粥，鲜百合与西芹同炒，亦不失为一道颇为爽口的菜品……药食同源可见一斑。

这样的食物种类繁多，如乌龟、牛肉、羊肉、麻雀、鹌鹑、葱白、生姜、山药、薏米、莲子、苏子、苏叶等，它们既是富有营养的食物，又是作用温和、疗效很好的药品。尤其是葱白和生姜，在生活中，它们是不可或缺的调味品；而作为药物，它们在治疗伤风感冒、风寒感冒、流行性感冒等方面，其疗效甚至比一些感冒药还略胜一筹。从《神农本草经》到李时珍的《本草纲目》，再到国家卫计委颁布的《关于进一步规范保健食品原料管理的通知》，都印证了食物既可以预防疾病，也能治疗疾病。《素养》第七条指出：药食同源。常用药食两用的中药有：蜂蜜、山药、莲子、大枣、龙眼肉、枸杞子、核桃仁、茯苓、生姜、菊花、绿豆、芝麻、大蒜、花椒、山楂等。

（二）食物也有四气五味

中医学对药物和食物有一种共同的分析方法，就是四气（又称四性）和五味理论。四气是指寒、热、温、凉四种性质，五味是指酸、苦、甘、辛、咸五种味道。与"四气"相比，"五味"的发现应该经历了更为复杂的过程，因为药性理论中的"五味"和食物的五种味道的含义是不一样的。食物给人的味觉体验是非常直接的，古人口尝食物也很容易体会到酸、苦、甘、辛、咸五种口味的不同，最初的五味无疑是指人类口尝的直观感觉。

然而，充满智慧的先祖们还发现，进食不同口味的食物会给身体带来不一样的感觉，如吃了口感辛辣的食物会出汗，有发散作用，会治好感冒；吃了口感甘甜的东西身体更有力气，好像有强壮作用等。随着时间的推移，药物与食物治疗疾病的经验积累得越来越多，人们发现了更多的药物，如人参、白术、黄芪等，可以像甜味食品一样强壮身体，具有很强的补益作用。虽然口尝并没有明显的甜味，但也认为它们是"甘味"的，其实就是为了说明这些药物的补益强壮作用。在这种情况下，"五味"不再局限于口尝的味道，而成为药物和食物对人体保健治疗作用的概括和总结。

大体而言，每种食物都具有四气、五味。比如姜、葱、胡椒，这些平常用来给其他食物增添味道的调料，在人们得病的时候往往能发挥大作用。这几种调料的共同点是很香，有辣味，是属于温热性质的食物。所以，人们平常炖肉、做鱼、拌凉菜的时候都会放姜。感冒、肚子疼时，可以用生姜煮水或榨成汁，也可以用生姜和红糖一起煲成姜糖水，效果都很好。葱的药用价值和生姜类似。胡椒的原产地不是中国，是从印度传入的。胡椒气味芳香，味道特别，有黑、白两种。黑胡椒的热性很小，白胡椒发汗、散寒、温胃、助消化的功效很好，而且可以化痰，还能振奋精神、通鼻窍，感冒时鼻子不通、浑身不舒服的时候，吃一碗撒上胡椒面的热面条，会让人感觉愉悦。

不过，食物除了有"四气"外，还有一类偏性不明显的食物，如黄豆、黑豆、番薯、马铃薯、南瓜、莲子、葡萄、苹果、菠萝、椰子、白糖、鸡蛋、黑鱼等，中医习惯上称其为"平性"食物，但实际上仍有微温或微凉的差别。平性食物性质平正柔和，大都可以滋养正气，为人体提供全面的营养，一年四季都可以食用，广泛适用于各种不同的体质。

（三）"粥"道健康道

大约在四五千年前，中国人就已经开始食用以谷类为主的粥。粥容易消化，而且有发汗的功效。喝下一碗热粥，会让人感到身心俱暖。所以"医圣"张仲景在《伤寒论》中写道，病人吃了治感冒的汤药之后，应该盖好被子，再喝些热粥，这样可以提高药效。到了宋代，喝粥逐渐成为一种养生方法。粥也不再只是米和水的简单组合，人们创制了许多新的做法，不同的粥具有不同的功效，这在

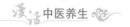

许多医书中都有记载。宋代陈直的《养老奉亲书》只是一本薄薄的小书，其中就记载了数十种粥方，如马齿苋拌葱豉粥、乌鸡肝粥、苍耳子粥、栀子仁粥、莲子粥、竹叶粥、鲫鱼粥等等。这些粥有的可以治病，有的可以养生，而且都美味可口。明代李时珍在其巨著《本草纲目》"粥"条中列举数十方粥疗，并详具功效，充分肯定了"食粥"疗法的积极意义。

在中国人的心目中，食物和药物一样都能影响身体的健康，因此孙思邈曾提出："夫为医者须先洞晓病源，知其所犯，以食治之，食之不愈，然后命药。"可见自古以来，"药食同源"不仅深受重视，还是医治疾病的首选。寓医于食，食助药威，既具有营养价值，又可防病治病、保健强身，使人们在得到美食享受的同时让身体得到滋养，何乐而不为。

当然，药物和食物还是有一定的区别，中药的性味要强于普通的药疗食物，用药正确时，效果突出，而用药不当时，容易出现较明显的副作用；而食物虽然不易产生不良的结果，但治疗效果不及中药那样突出和迅速，所以不能完全取代药物。

二、中药保健具体方法

中药保健是利用中药寒、热、温、凉"四气"和酸、苦、甘、辛、咸"五味"的偏性，来调理、纠正人体气血阴阳的失衡。中药保健特别重视中药对人体正气的扶持作用。所谓"正气存内，邪不可干"，所以运用中药扶助正气，可以调动机体的一切积极因素，增强抗病能力，以防止病邪的侵袭。人的禀赋强弱、年龄老幼、生活优劣、情志苦乐、地区差异等，决定不同个体的生理、病理特点，因而在中药保健上亦因人而异。《素养》第六条：中药保健是利用中药天然的偏性调理人体气血阴阳的盛衰。服用中药应注意年龄、体质、季节的差异。）

中药保健的剂型丰富多彩，除常见的中药汤剂外，还有养生药茶、养生药酒、养生药膳、养生膏方等多种。

（一）中药汤剂

《素养》第十三条：煎服中药避免使用铝、铁质煎煮容器。汤剂是先将药物配齐，用水浸透后再煎煮一定时间，然后去滓取汁。汤剂是中医使用最广泛的一种剂型。煎煮中药一般以陶瓷容器为宜，应避免使用铝、铁质容器，因为后者在药物煎煮过程中，极易同中草药内所含的鞣质、甙类等成分起反应（如大黄、首乌等），而使汤液变色，甚至改变药物的性能，造成药物疗效降低或失效，甚至产生副作用。

（二）养生药茶

是指某些中药用水泡制或煎制，以当茶饮用。

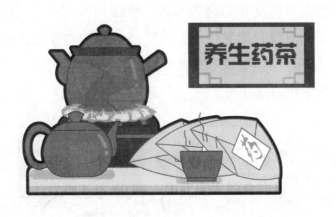

（三）养生药酒

药酒就是以酒为溶剂，把药物按照配方比例浸泡在酒中，等到药物充分溶解或释放药性后而得到的液剂。药酒用于治病或保健在我国由来已久，但是，药酒就好像是一把双刃剑，正确地服用能够养生保健，错误地服用反而危害健康，有饮酒禁忌的人，如肝病患者、孕妇、小儿就不适合这种养生方法。

（四）养生药膳

药膳并不是食物与中药材的简单相加，有别于普通的饮食，它是以药物和食物为原料，经过烹饪加工之后的一种具有食疗作用的膳食，相比单纯用药物类调养身体，具有相对平和的特点。

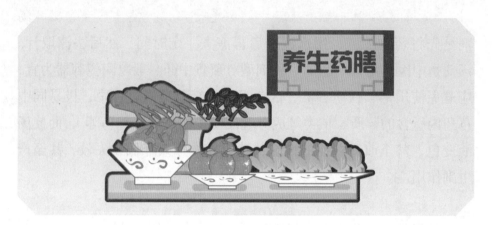

（五）养生膏方

一般是以大型复方汤剂为基础，根据病人的不同体质、不同临床表现而区别对待，确立处方，药物经过浓煎后，掺入某些特殊辅料而制成的一种稠厚的膏状物。膏方对多种慢性疾病及体质虚弱者有较好的调理和治疗作用。

对于现代人的食物构成和饮食习惯中出现的不利于健康的诸多现象，美国专栏作家兰·依萨卡曾感叹道："文明人痛快地吞进了文

明病"，这更反衬出《内经》中饮食观的先知性和预见性，也从另一个侧面显示了膳食对养生防病的重要意义。

回归传统饮食习惯的呼声越来越高，合理的饮食习惯已成为我们维护自身健康不可或缺的一部分。所以，食物绝不仅仅是填饱肚子和享受美味，选择健康还是选择疾病，与我们的日常饮食息息相关。既然饮食决定健康，不如从此刻开始，让我们学会合理膳食，好好吃，让吃进去的每一口都变得愉悦，且有价值感。

起居养生

——遵循大自然的"套路"

《素养》第十五条：起居有常，顺应自然界晨昏昼夜和春夏秋冬的变化规律，并持之以恒。

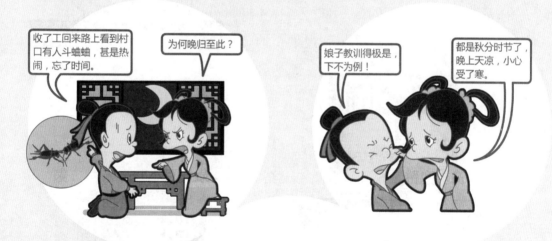

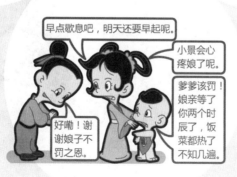

《素养》第十六条：春季、夏季宜晚睡早起，秋季宜早睡早起，冬季宜早睡晚起。

春:晚睡早起

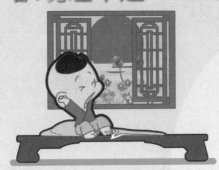

夏:晚睡早起

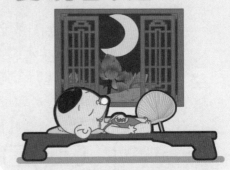

秋:早睡早起

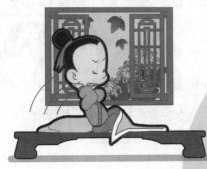

冬:早睡晚起

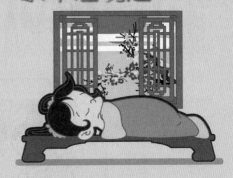

《素养》第二十四条：节制房事，欲不可禁，亦不可纵。

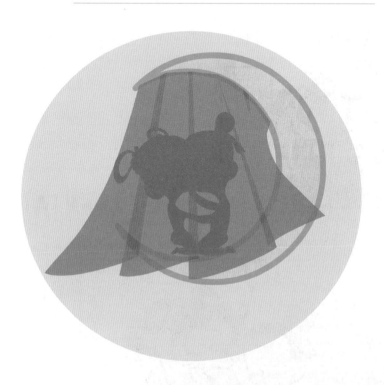

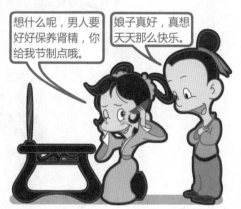

《素养》第二十五条：体质虚弱者可在冬季适当进补。

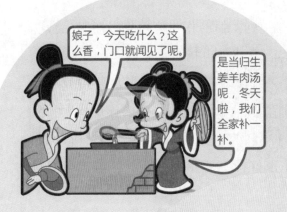

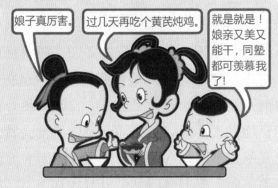

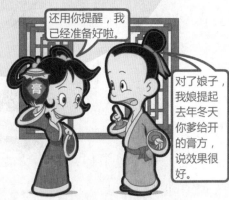

《素养》第三十条：按照春夏秋冬四时节令的变化，采用相应的养生方法。

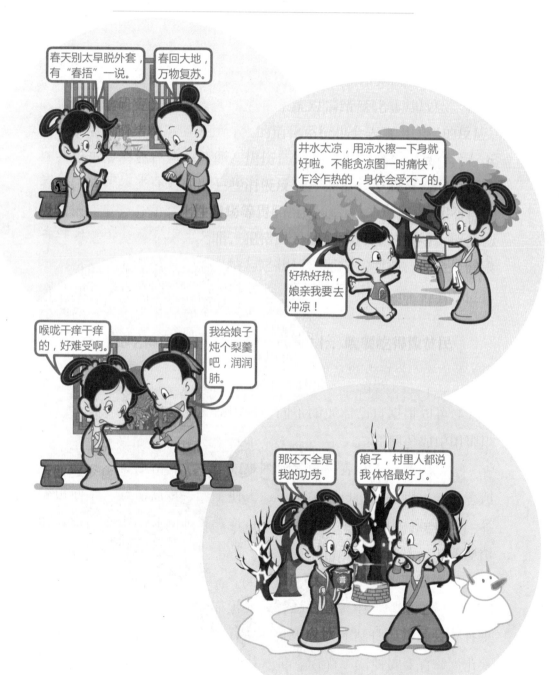

第一节 对季候时辰要"穷讲究"

一、每个时辰有讲究

中医哲学认为，人是大自然的组成部分，主张天人合一，人的生活习惯应该符合自然规律。用现在流行的一句话来说就是：养生是要根据大自然的"套路"来的。

《素养》第十五条指出：起居有常，顺应自然界晨昏昼夜和春夏秋冬的变化规律，并持之以恒。

时辰是中国古代对时间的一种分割单位，我们看古装片的时候经常会听到现在是某时辰之类的对话，一个时辰相当于现在的两小时。现在中医养生界比较推崇的是根据时辰划分的"子午流注"养生法。

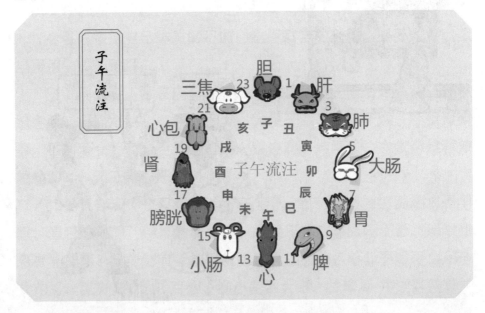

子午流注是中医圣贤发现的一种规律，简单地说就是每天有十二个时辰，人体有十二条经脉，按照一定的顺序，每条经脉各对应一个时辰，好比十二个小班长，每个班长当班人体一个时辰，类似"江山轮流坐"。要想身体健康，就得了解每个时辰各需要干什么事儿，我们从一大早说起。

1. 卯时：公鸡打鸣差不多就是这个点，5点～7点，大部分人还没起床或者刚刚起床，大肠经当班，是大肠排泄废弃物的时段。爱赖床的人不论多懒，最好在早上7点之前去排便。

2. 辰时：7点～9点，胃经当班，这个时候是天地阳气最旺的时候，也是吃饭最容易消化的时候。因此大家可以放心，早饭吃多了不要紧，不会发胖的，因为胃经在这个时刻运行，消化的能力特别强。所以，早餐尽可能吃的丰盛一些，水果、谷物、蔬菜、荤菜都可以吃一点，营养全面均衡，做到"皇帝早餐"。

3. 巳时：9点～11点，脾经当班，是脾脏排毒的时段。这段时间中不宜吃一些生冷的食物，因为生冷的食物对脾伤害最大，严重的还会影响发育。为什么呢？我们看脾字的右边是一个卑，就像古代的小丫头，在主人身边伺候，端茶递水、穿衣扫地什么都得干，如果她病了，我们五脏六腑这个大宅门可不就无法运转了么。

4. 午时：11点～13点，心经当班。午时是天地气机的阴阳转换点，我们也要顺应时势，这个时候最好就是歇着，以不变应万变。这个时候小睡一会儿，对身体有好处。而且俗话说得好："中午不午睡，下午就崩溃。"睡不着，也尽量闭着眼睛休息一会儿，这会有助于下午精神百倍地投入到工作中。

5. 未时：13点～15点，小肠经当班，是小肠吸收养分的时间。小肠吸收了食物中的营养输送到血液。这个时候血液中的营养物质很多，我们可以喝一杯水，适当稀释下血液。过了这个时候，肠胃的功能就变弱，所以古时有"过午不食"的说法，当然我们现在都是规范的一日三餐了。

6. 申时：15 点～ 17 点，膀胱经当班，是膀胱排毒的时间。这时其实是运动的好时段，可惜广大"上班族"这个时间都在工作。有条件的可以在办公室适当做些运动，不用上班的人群要把握好这个时间段，进行诸如打羽毛球、爬山、慢跑等运动，有助于排尿排毒。

7. 酉时：17 点～ 19 点，肾经当班，是肾脏排毒的时间。此段时间也是运动的好时段，申时没有空运动的上班族可以抓紧时间到健身房跑跑跳跳。

8. 戌时：19 点～ 21 点，心包经当班。"心包经"这一名词只有中医才有。中医学认为，心是一众器官的老大，相当于古代的君王。既然是君王，那肯定是不能受邪的。那么，总得有一个东西要"代君受过"，这个东西就是心包。这个时段阴气正盛，阳气将近，而心包经又主喜乐，所以我们在这个时候适当娱乐，聚会、唱歌、打牌这些形式都不错。

9. 亥时：21 点～ 23 点，三焦经当班，三焦指连缀五脏六腑的那个网膜状的区域。三焦一定要通畅，不通就会生病。亥时的属相是猪，猪吃饱了哼哼唧唧就睡。到了这个时间，我们也得像猪一样，尽早休息。

10. 子时：23 点～ 1 点，胆经当班，是全身排毒的时间，也是天地阴阳转换的另一个时间，阳气开始生发，此时最好也能够像午时一样以睡眠度过，因为睡觉就是在养阳气。《内经》里有一句话"凡十一脏皆取于胆"，意思是说胆气旺起来，全身气血才能随之而起，所以在子时把睡眠睡好了，对第二天至关重要。

11. 丑时：1 点～ 3 点，肝经当班。如果这个点还不睡觉，那肝血就养不起来了。有些人为了应酬，大量喝酒，这等于又增加了肝脏疏泄毒素的工作量，会使肝脏越来越糟糕。丑时对应的生肖是牛，牛是勤劳苦干的象征，但在养生上我们不要像牛学习哦。

12. 寅时：3 点～ 5 点，肺经当班。有心脏病的人经常会在这个时段去世，这与肺经在这个时候开始重新分配人体的气血是有关系的，因为有心脏隐患的人对血液循环的变化很敏感。同时，这个时段也是人应该睡得最沉最香的时候，熬夜的人在这个时段要是不睡觉，那医生只能摇头叹息了。

不好的作息习惯对身体每个器官的影响都很大，时间短了可能我们还发现不了，特别是一些体质比较好的人，而器官本身就有一定代偿功能，一开始还能自身调节一下，但日积月累，各个器官功能的紊乱在所难免，肝心脾肺肾的工作效率降低了，各种疾病也随之产生。有一句话叫"请神容易送神难"，疾病的发生很容易，要痊愈可不容易，身体的机能恢复就更加不容易了。所以，我们要坚持"有套路"地做事，在正确的时间内做恰当的事，才能拥有健康的身体，远离疾病困扰。

二、四季作息有门道

《内经》说："春三月，此谓发陈；夏三月，此谓蕃秀；秋三月，此为容平；冬三月，此谓闭藏。"意思是，每个季节都有相应的特点，我们不能盲目养生，需要在了解每个季节特点的前提下，"顺其道而行之"。《素养》第三十条指出：按照春夏秋冬四时节令的变化，采用相应的养生方法。

（一）春季

春季是人体新陈代谢最为活跃的时期，常言道"春回大地，万物复苏"，顺应了春天阳气生发、万物萌生的特点，也能使自己的精神、情志、气血像春天的气候那样舒展畅达、生机勃发。

1. 养阳气

春季养生秘诀在于注意保持体内的阳气，即"春夏养阳"。中医学认为，养阳重在养肝。春季保肝十分重要，饮食均衡，多吃新鲜蔬菜，少吃酸、辣及油炸、烤、煎食品，勤喝水，少饮酒，对肝脏调养和身体调补都很有好处。

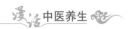

2. 春困

春季气温适中，夜晚时间较短，人们常常觉得睡不醒，这就是"春困"的表现。这不算是病态，找机会补足睡眠就行，可以适当午休一下。

3. 调情志

有两个季节是精神疾病高发期，用开花时间来记录就是油菜花、桂花开的时候，所以有个成语叫"伤春悲秋"。一般来说，没有精神疾患的人在春季也容易多愁善感、焦虑抑郁，所以在这个季节我们要特别调理好情绪，每天都保持好心情，同时也别忘了关注家人。

4. 春捂

早春寒气仍未消，还是很冷的，但是我们身体上的毛孔已经慢慢由收缩变为舒张。这个时候如果过早脱去冬衣，很容易感受风寒而生病。所以春季不要过早减衣，应当适当进行"春捂"，以下半身为主，以气温 15℃为是否继续进行"春捂"的判断标准。气温渐渐回升后，我们按照从上而下的顺序慢慢减少衣服。

5. 防过敏

春季季节交替的时候，呼吸道过敏性疾病比如哮喘、过敏性鼻炎容易复发，外因多为花粉等过敏原，内因则为肺气不足、肾阳不足、脾胃虚弱等。

过敏性哮喘、鼻炎发作严重的话要及时到医院就诊。如果过敏性鼻炎发作不严重，可用鹅不食草煎液滴鼻，平时则可以多食大葱、大蒜、洋葱等散肺寒的食物，同时忌食虾蟹冷饮，避免接触过敏原，保持房间被褥整洁。

（二）夏季

夏季是阳气最盛的季节，气候炎热而生机旺盛。这个季节是新陈代谢最旺盛的时期，阳气外发，伏阴在内，气血运行也相应地旺盛起来，活跃于机体表面。夏天的特点是燥热，"热"以"凉"克之，"燥"以"清"祛之。因此，清燥解热是夏季养生的关键。

1. 养心

中医学认为"心与夏气相通应",心的阳气在夏季最为旺盛,心脏负担也随之加大,所以夏季是心脏病的高发期。夏季养心重在精神调摄,保持愉快而稳定的情绪,切忌大悲大喜,以免以热助热,火上浇油。

2. 午睡

盛夏酷暑蒸灼,人易感到困倦烦躁和闷热不安,因此要努力保持神清气静,切忌暴怒,可以适当午间休息。

3. 适度运动

夏季阳光多,日晒长,好多人喜欢窝在家里空调间,这其实很不符合养生观念,就算再热仍要保持适当运动。夏季运动容易出汗,运动后要记得补充足量的水分,不要凭口感选择喝碳酸等甜腻的饮料,尽量选择茶或白开水,也不要过冰,冷饮可能短时间内能让人感觉很舒服,但是胃肠就会遭罪了。

4. 清淡饮食

夏季好多人胃口不好,出现"疰夏"的表现,所以日常最好以清淡爽口,又能刺激食欲的饮食、水果为主,比如茄子、鲜藕、绿豆芽、丝瓜、黄瓜、冬瓜、西瓜、西红柿等。少吃油腻食物,少吃冷饮及生冷瓜果,以免引起消化功能障碍。

5. 防中暑

中暑又叫"热射病",顾名思义是晒出来的。夏季阳光直射,我们要避免长时间日晒。户外运动前备好太阳帽、遮阳伞、墨镜等防晒用具,出发前半小时涂防晒霜,准备充足的水,有条件可以随身带点风油精、藿香正气水等。一旦出现中暑情况,周围的人要立即把患者转移到阴凉通风处,中暑严重的病人要马上到医院治疗。中暑可不是小病哦,死亡率达20%以上。

6. 防空调病

夏天暑热,好多人喜欢待在空调间里把温度调得低低的,觉得这样很舒服。其实人体是有一定程度温度调节功能的，这样做无疑是限制了人体自调功能，长此以往，人体对温度的适应能力下降，出现我们俗称的"空调病"。

夏天正确的乘凉方法：将温度控制在 26～27℃，睡眠时调高 1～2℃；室内外温差尽量不超过 7℃，室外温度过高时，开空调时应根据室外温度逐渐调低温度，如每次降低 2℃；尽量窗户开一道小缝通风，同时定时给整个房间通风。

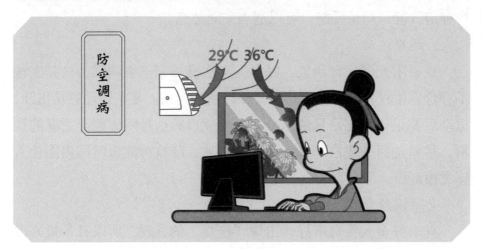

（三）秋季

秋天从立秋开始，历经处暑、白露、秋分、寒露、霜降等节气，秋分为季节气候的转变环节。秋季气候处于"阳消阴长"的过渡阶段。气温降低，人们烦躁的情绪也随之平静，俗话说："一夏无病三分虚。"夏季消耗多了，我们得在秋季补回来。

1. 养阴防燥

秋季养生贵在养阴防燥。秋季阳气渐收，阴气生长，所以补充、保养体内阴气成为首要任务，而养阴的关键在于防燥，这一原则应具体贯彻到生活的各个方面。

2. 防旧病

立秋至处暑，气候以湿热并重为特点，故有"秋老虎"之说。

白露过后雨水渐少，天气干燥，昼热夜凉，气候寒热多变，容易伤风感冒，许多旧病也易复发，"多事之秋"这个成语就是由此而来。

3. 秋"冻"

"秋冻"是指秋天到来后，气温会稍有下降，但是不要一冷就穿上棉衣。过早保暖，人体对寒冷没有一个循序渐进的认识过程，对寒冷的调节能力会下降，真正到了严寒时节我们就会不适应，容易染上疾病。但是，这并不是说秋季一味地不增加厚衣服，一般当户外早晚气温降低到10℃左右时，就应该结束"秋冻"了，否则不但不能预防疾病，还容易惹病上身。

4. 调理脾胃

立秋之后应尽量少吃寒凉食物或生食大量瓜果，尤其是脾胃虚寒者更应谨慎。夏令大量食瓜果虽然不至于造成脾胃问题，却已使肠胃抗病力有所下降，入秋后再大量食瓜果，势必更助湿邪损伤脾阳，脾阳不振不能运化水湿，腹泻、痢疾、便溏等急、慢性胃肠道疾病就随之发生。

5. 养肺

秋气内应肺。肺是人体重要的呼吸器官，是人体真气之源，肺气的盛衰关系到寿命的长短。秋季气候干燥，很容易伤及肺阴，使人患鼻干、喉痛、咳嗽、胸痛等呼吸道疾病，所以饮食上应注意养肺。要多吃些滋阴润燥的食物，特别推荐梨和藕。

6. 适当进补

秋天是需要进补的季节，贴贴"秋膘"以更好的过冬。但现代人都讲究体型，担心大量进补会长胖，建议大家不妨多吃养生粥，既滋补又不影响身材。

中医医书记载："盖晨起食粥，推陈出新，利膈养胃，生津液，令人一日清爽，所补不小。"根据自身实际情况选择不同的粥食用，如百合红枣糯米粥滋阴养胃，扁豆粥健脾和中，生姜粥御寒止呕，胡桃粥润肺防燥，菊花粥明目养神，山楂粥化痰消食，山药粥健脾固肠，甘菊枸杞粥滋补肝肾。

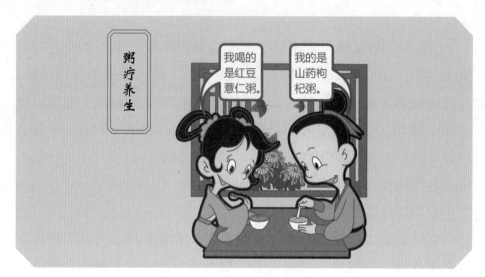

（四）冬季

寒气袭人是冬季的气候特点，历经立冬、小雪、大雪、冬至、小寒、大寒等节气，天气逐渐寒冷。在冬季，养生基本原则是"防寒保暖"，核心原则是"补肾藏精"。

1. 冬令进补

俗话说"冬令进补，来年打虎"，一般中医建议每年自冬至起可以进补。进补的方式很多，有药补如人参、燕窝、阿胶、首乌等，还有食补如黄芪老鸭煲、生姜羊肉汤等。推荐膏方进补，一来本来膏方就是冬令进补的特色，体现了中医望闻问切、辨证论治的特点，二来比起泛补的药膳、药品来，膏方是一人一方，量身定制的。

《内经》说："是故圣人不治已病，治未病，不治已乱，治未乱，此之谓也。夫病已成而后药之，乱已成而后治之，譬犹渴而穿井，斗而铸锥，不亦晚乎！"所以说，最高端的治疗方法就是"治未病"，即在疾病还没有发生的时候就把隐患给除掉。《素养》第二十五条指出：体质虚弱者可在冬季适当进补。中国历史上著名的医家扁鹊也提出过"治未病"的观点。本书第一章已有提及。

作为医生,其实希望患者都能在疾病尚未发生的时候,就能把"萌芽"给掐灭。我们经常说"正虚邪入",疾病的发生往往是在人体正气不足的情况下,如果我们在合适的时机补足正气,那么邪气也就难以入侵,疾病也就不容易发生了。这个,就是治未病。

详细的进补方式请看本章第四节。

2. 补肾

"冬者,天地闭藏",冬季许多动物都蛰伏冬眠,我们也需要适时"藏"起来,减少能量消耗。冬季对应的脏器是肾,"肾主封藏",我们养好了肾,也就顺应了时令。可以尝试下洗冷水脸、温水刷牙、睡前热水足浴等养肾妙法。

中医认为肾对应黑色,所以我们在冬天可以多吃些黑色的食物补肾,比如黑豆、黑芝麻、黑米、黑木耳、桑葚等,当然了,别为了补肾猛吃,要注意适度。

3. 防寒保暖

冬季寒冷,人体新陈代谢变缓,人体抗病能力也随之下降。统计数据显示,冬季是心脑血管病、呼吸道疾病的高发时段。我们需要注重抗寒保暖,降低寒气侵袭的几率,从而减少疾病的发生。

"头为诸阳之会",背部是"阳中之阳","寒从脚起"等都提出了冬季保暖要点,体质不好、平时有基础疾病的人,以及老人、儿童、孕妇等人群特别要注意头部、背部、足部的保暖,出门最好戴帽子、围巾,尽量避免顶风行走,棉服不能省,保证每天鞋袜保暖、舒适、干燥,别"为了风度,省了温度"。

4. 适当运动

冬天也别总窝着,适当锻炼还是需要的,比较适合的运动有慢跑、瑜伽、自行车、滑雪、游泳等,但要注意做好充分的准备活动,特别是冬泳。另外,要注意锻炼后及时擦干汗水。

5. 睡眠充足

冬为阴令，冬主收藏。冬季注重睡眠、提升睡眠质量，则养生会事半功倍。我们主张早睡晚起，条件允许下可以睡点"懒觉"。睡前足浴，按摩印堂、足三里、三阴交、涌泉等穴位，都可以助睡眠。

第二节　劳逸张弛要适度

顾名思义，劳就是指劳作、锻炼，逸就是指休息、空闲。劳和逸之间具有一种相互对立、相互协调的辨证统一关系，二者都是人体的生理需要。人们在生活中，必须有劳有逸，既不能过劳，也不能过逸。孙思邈《千金要方》说："养生之道，常欲小劳，但莫疲及强所不能堪耳"。意思就是说养生是需要经常劳作、锻炼的，但是这个强度要在自身能接受的范围内。

一、调节气血

在人生过程中，绝对的"静"或绝对的"动"是不可能的，只有动静结合、劳逸适度，才能对人体保健起到真正作用。适当劳作，有益于人体健康。经常合理地从事一些体力劳动有利于活动筋骨、通畅气血、强健体魄、增强体质、锻炼意志、增强毅力，从而保持了生命活动的能力。

西医学研究认为，合理的劳动对心血管、内分泌、神经、消化、运动、呼吸等各个系统都有好处。如劳动能促进血液循环，改善呼吸和消化功能，提高基础代谢率，兴奋大脑皮层对机体各部的调节能力，调节精神。

适当休息也是生理的需要，是消除疲劳、恢复体力和精力、调节身心必不可缺的方法。现代实验发现，疲劳能降低生物的抗病能力，使其易于受到病菌的侵袭。有人给疲劳和未疲劳的猴子同时注射等量病菌，结果发现疲劳的猴子被感染得病，另一方却安然无恙，这说明合理休息是增强机体免疫能力的重要手段。人类也是一样，大家不妨回想一下，是不是疲劳的时候更容易生病呢？

二、益智防衰

所谓"劳"，不光指体力劳动，还包括脑力劳动，科学用脑也是养生保健的重要方面。科学用脑，就是用脑的劳逸适度问题，它要求人们勤于用脑，既要注重训练脑的功能和开发其潜能，又要注重对脑的保养，防止疲劳作业。在实际生活中，许多人由于惰性，往往容易犯"懒于动脑"的毛病。因此，应大力提倡善于用脑，劳而不倦，保持大脑常用不衰。

我们发现，一个人经常合理地用脑，不但不会加速衰老，反而有防止脑老化的功能。实验证明，在相同年龄组的人群中，经常用脑和不用脑的人相比，能够经常性合理用脑的人脑萎缩比例较不常用脑的人比例少。所以说，经常性合理用脑，可以预防衰老，增加智力，尤其是能够预防老年痴呆。

三、把握劳逸适度的分寸

正确处理劳逸之间的关系，对于养生保健起着重要作用。不过，劳与逸的形式多种多样，并且劳与逸的概念又具有相对性，应当根据个人的具体情况合理安排。

（一）体力劳动要轻重相宜

在企业、事业、工厂等工作的人，根据岗位不同，劳动强度也有轻重区别，这部分劳动基本是固定的。对我们来说重要的是应安排好业余生活，使自己的精力、体力、心理、卫生等得到充分恢复和发展。在农作方面，应根据体力，量力而行，选择适当的内容，要注意轻重搭配进行。

（二）脑力劳动与体力活动相结合

脑力劳动偏重于静，体力活动偏重于动。动以养形，静以养神，体脑结合，则动静兼修，形神共养。平时偏重脑力劳动者，可进行一些体育锻炼如慢跑、爬山等，也可进行诸如庭院绿化种植等；平时偏重体力劳动者，可在空余时多读书读报，在阅读中活动大脑。

（三）多样化的"休息"形式

要做到劳逸结合，就要注意多样化的休息方式。休息可分为静式休息和动式休息，静式休息主要是指睡眠，动式休息主要是指人体活动，可根据不同爱好自行选择不同形式。如听相声、听音乐、聊天、看戏、下棋、散步、观景、钓鱼、赋诗作画、打太极拳等。总之，动静结合，寓静于动，既达到休息目的，又起到娱乐效果，不仅使人体消除疲劳，精力充沛，而且使生活充满乐趣。

（四）房劳适度

房事是夫妻生活的重要组成部分，是人类生存和繁衍的需要，是人类本能之一。和谐的房事能产生兴趣、兴奋等积极情绪，消除紧张，促进夫妻感情。

《素养》第二十四条指出：节制房事，欲不可禁，亦不可纵。房事需要适度，若房事频繁，会造成肾精亏损，肾精是人的先天之本，消耗过多会致早衰，"纵欲摧人老，房劳促短命"。当然也不能说我要保养肾精，干脆禁欲吧，男为阳，女为阴，阴阳调和是天之大道，也是夫妻生活的重要维持方法，而且，肾精也是需要适度疏泄的。所以，房事得适度。

四、劳逸失度的害处

（一）过劳伤人

劳动本来是人类的"第一需要"，但劳伤过度可伤及脏腑，成为致病原因。这里的"劳"不光指劳动，也指日常锻炼。《庄子》说："形劳而不休则弊，精用而不已则劳，劳则竭。凡事都要讲究一个度，过度的劳动也只能造成"精竭形弊"，从而导致内伤虚损。特别是人到老年，气血渐衰，尤当注意劳逸适度，慎防劳伤。所以说，我们平时锻炼身体也好、工作也好，都要量力而为，不要超过身体能够承受的极限。

（二）过逸伤人

有没有觉得奇怪，我不干活不锻炼，就光躺着，这怎么会伤人呢？《吕氏春秋》云："出则以车，入则以辇，务以自佚，命曰招蹶之机……富贵之所以致也。"点出过于安逸是富贵人得病之由。清代医家陆九芝说："自逸病之不讲，而世只知有劳病，不知有逸病，然而逸之为病，正不少也。"大家得意识到"不动"也是会生病的，比如《内经》中所提到的"久卧伤气""久坐伤肉"。

这是为什么呢？明代著名医学家张介宾说："久卧则阳气不伸，故伤气；久坐则血脉滞于四体，故伤肉。"缺乏劳动和体育锻炼的人，容易气机不畅，升降出入失常，而升降出入恰恰是人体气机运动的基本形式。贪图过度安逸，不进行适当的活动，气机的升降出入就会呆滞不畅，影响到五脏六腑、表里内外、四肢九窍，而发生种种病理变化。根据达尔文生物进化理论，用则进，废则退，若过逸不劳，则气机不畅，人体功能活动衰退，而气机运动一旦停止，生命活动也就终止了。

《内经》说："五劳所伤，久视伤血，久卧伤气，久坐伤肉，久

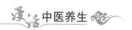

立伤骨，久行伤筋，"过度劳倦都会内伤。所以，我们平时劳作、休息都要注意把握分寸，以免影响健康。

第三节　四季睡眠的学问

由于现代人工作时间的固定性，"朝八晚五""朝九晚五"等，很难根据四季变化来严格调整作息，但是每天睡眠时间6～7小时还是应该确保的。对于工作忙碌的都市人来说，更要尽量使睡眠时间有规律。晚上9点到第2天凌晨3点是人体细胞生长最快的时间，错过了这段睡眠的黄金时段就会影响细胞的新陈代谢，从而加速衰老。

一、四季起卧的"时差"

按照养生法则来说，一年四季起床、睡觉的时间其实是不一样的。《素养》第十六条指出：春季、夏季宜晚睡早起，秋季宜早睡早起，冬季宜早睡晚起。

下面我们先来读几段《内经》的原文：

春三月，此谓发陈，天地俱生，万物以荣；夜卧早起，广步于庭，被发缓形，以使志生。生而勿杀，予而勿夺，赏而勿罚。此春气之应，养生之道也。

夏三月，此谓蕃秀，天地气交，万物华实，夜卧早起，无厌于日，使志无怒，使华英成秀，使气得泄，若所爱在外。此夏气之应，养长之道也。

秋三月，此谓容平，天气以急，地气以明，早卧早起，与鸡俱兴，使志安宁，以缓秋刑，收敛神气，使秋气平，无外其志，使肺气清。此秋气之应，养收之道也。

冬三月，此谓闭藏，水冰地坼，无扰乎阳，早卧晚起，必待日光，使志若伏若匿，若有私意，若已有得，去寒就温，无泄皮肤，使气亟夺。此冬气之应，养藏之道也。

读起来是不是很深奥，让我们用浅显的文字来表达一下：

春季是四季的开始，是万物推陈出新的季节。我们应该入夜就睡觉，第二天早点起床来迎接阳光，可以到家中的庭院或者附近的花园散散步，做做早锻炼，顺应春天生发的季候特点。

夏季是万物繁荣秀丽、生机勃勃的季节。我们应该晚些睡觉，早些起床，活力充沛，多向外宣发体内的阳气，来适应夏天的调养。

秋季天气逐渐转凉，要学习打鸣的公鸡，早睡早起，天黑就睡，天亮就起，来缓和秋天肃杀气候对人体的影响。

冬季是万物生机潜伏闭藏的季节，好多动物比如熊、松鼠、乌龟、蛇都冬眠了。我们人类不需要冬眠，但也尽可能少扰动阳气，早些睡觉，晚些起床，最好等到日出再起，有条件的话甚至可以"赖个床"，避开严寒，注意保暖。

春温、夏热、秋凉、冬寒，四季是大自然的自然规律。我们生活在自然中，只有顺应自然才能长久健康地生活。总的来说，春天要夜卧早起，夏天的睡眠与春天相仿，秋天适宜早卧早起，而到了冬天则要早卧晚起，适当睡个懒觉。

二、四季睡眠养生法则

在《内经》中，在论述一年四季应如何遵循就寝与起床时间之后，还提到："圣人春夏养阳，秋冬养阴，以从其根。逆之则灾害生，从之则苛疾不起，是谓得道。"意思是说，懂得养生之道的人，在春天和夏天保养阳气，秋天和冬天保养阴气。假若违反了这个规则，就要发生疾病；如果顺应了这个规则，疾病就不太会产生，这

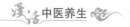

叫做四季睡眠养生法则。

另外，睡觉还要避免"倦欲卧而勿卧，醒欲起而勿起"。比如现在好些人快睡了还喜欢玩手机等电子产品，其实伤神又伤眼；而差不多到了起床时间，还再睡个懒觉，也是不养生的方法，当然，冬天除外哦。

三、助眠小贴士

1.安静的睡眠环境、舒适的卧具、适当的睡前准备如足浴、轻音乐，都能提升睡眠质量。有晚上锻炼习惯的人们，尽量在睡前1小时前完成锻炼，不然到了睡点，神经还在兴奋状态，对睡眠有影响哦。

2.前文提到，要睡"子时觉"，尽量保证在晚上11点前入睡，保证身体排毒顺畅；同时"午时觉"要控制在半小时左右，不要超过1个小时，不然会影响晚上睡眠。

3.睡眠质量不太好的人，可以在睡前半小时按摩印堂、足三里、三阴交、涌泉等穴位，或是耳穴上的神门穴，都可以帮助入睡。

4.可以根据自己体质的不同，选用适当的药膳，必要时可以适当服用中成药助眠：

（1）阴虚者，常表现为入睡困难或是早醒、醒后难入睡，伴性情急躁、手脚心热、口眼鼻干燥、大便干燥、皮肤干燥、小便短少等。平时可食用百合生地龙齿粥、黄连鸡子炖阿胶，中成药推荐知柏地黄丸、天王补心丹等。

（2）气郁者（也可以称为肝旺者），常表现为入睡困难或是早醒、醒后难入睡，伴易激动易怒、或忧郁寡欢、胸闷不舒、咽喉中总有异物感、周身结节（如甲状腺、乳腺）较多等。平时可食用合欢花粥、百麦安神饮（百合、淮小麦、大枣、甘草），中成药推荐加味逍遥丸、舒眠胶囊等。

（3）气血不足者，常表现为入睡困难或是早醒、醒后难入睡，伴神疲乏力、四肢倦怠、纳谷不香、面色萎黄、口淡无味等。平时可食用党参红枣粥、桂圆大枣茯神粥，中成药推荐归脾颗粒、养血安神口服液等。

以上为失眠或睡眠不佳者的常见体质，如果发现对照着不属于上述体质，或是很难区分自己属于哪种体质，不用着急，平时可以服用"百搭"的酸枣仁粥，中成药推荐枣仁安神胶囊。当然，找个中医调理更好哦。

第四节　冬季进补正当时

冬令进补是我们的传统习俗，源自于易经，以其之十二辟卦来说明农历十二个月份的寒热消长规律。农历十一月冬至前后在辟卦中为复卦，阳气初生，正是补阳气的好时机。冬令进补是中医治未病手法之一，在人体尚未出现疾病的时候，选择最适当的时机——冬季，利用外在环境最寒冷之时，一方面可以使人体在冬天有抵抗力，不致受寒气的侵袭而生大病；一方又可蓄积能量，以待来年春夏的利用，避免明年因阳气不足，阴寒内伏而发病，所以是养生的一种好方法的。

冬令进补的形式、方法有多种，大家可以根据各自的喜欢、习惯进补，当然最好还是在中医建议下进补。

一、冬令进补之膏方

俗语说"冬令进补，春天打虎"，这是一种形象的说法，意思是在冬天通过调补，能使"精气"储存于体内，到了来年春天就不容易得病。而冬令进补之时，膏方是绝对的首选。

膏方，又名膏剂，属于中医里丸、散、膏、丹、酒、露、汤、锭八种剂型之一。膏剂有外敷和内服两种。内服膏剂，后来又称为膏方、膏滋，因其起到滋补作用，也有人称其为滋补药，广泛使用于内、外、妇、儿、骨伤科等疾患中及大病后体虚者。中医认为膏方是一种具有高级营养滋补和治疗预防综合作用的成药。它是在大型复方汤剂的基础上，根据人的不同体质、不同临床表现而确立不同处方，经浓煎后掺入某些辅料而制成的一种稠厚状半流质或冻状剂型，具有药物浓度高、药效稳定、服用方便、便于携带和长期服用等优点。

中医膏方着重强调以预防疾病为主，辅以治疗，可以有效地防病、疗病、保健、强身。所以说，膏方是中医"治未病"的最佳选择之一。

当然，膏方最好去正规医院找有经验的中医师为您"量身定做"，不要自己盲目的用网上或者身边朋友的方子进补。还要注意，有些人群是不适合吃膏方的，如孕妇、婴幼儿（小于4岁）、传染病活动期患者、各类疾病发作期患者。

二、冬季进补之食补

1. 气虚者，一般表现就是乏力，相当没力气，可以进补糯米、花生、山药、红枣、鸡肉等，可加红参、白术、黄芪和五味子等药材。

2. 血虚者，一般表现是脸色苍白或者萎黄，血常规检验血红蛋白偏低，可以进补动物肝脏及血制品、龙眼、荔枝、桑椹、黑木耳、菠菜、海参等，可加当归、熟地、白芍、阿胶、首乌等药材。

3. 阳虚者，一般表现是相当怕冷，不敢吃生冷的东西，可以进补狗肉、羊肉、核桃仁、韭菜、鸽蛋、鳝鱼等，可加鹿茸、杜仲、蛤蚧等药材。

4. 阴虚者，一般表现是怕热，脾气容易急躁，经常潮热出汗，特别多见于更年期的妇女。可以进补银耳、木耳、牛奶、鸡蛋等，可加白参、鳖甲、冬虫夏草等药材。

5. 冬季进补过头，易导致口腔溃疡等上火症状，故一方面需减轻进补力度，另一方面应摄入含丰富维生素的蔬菜如薯类、大白菜、萝卜、豆芽等。

三、冬季进补之名贵药材

1. 野山参（移山参）：复脉固脱、大补元气（平）。

2. 朝鲜红参（别直参）：复脉固脱、益气生血（温）。

3. 西洋参（花旗参）：补肺降火、养胃生津（凉）。

4. 冬虫夏草：补肺肾、止喘嗽（温）。

5. 燕窝：润肺滋阴、补中固肾（平）。

6. 哈士蟆（林蛙油）：补肺养颜（温）。

7. 何首乌：补肺肾、止喘嗽（微温）。

8. 石斛（铁皮枫斗）：滋阴清热、润肺养胃、强筋健骨（微寒）。

9. 灵芝（破壁灵芝孢子粉）：润肺滋阴、补中固肾（微温）。

括号中的平、温、凉等是中药药性，我们在进补时要根据自身特点，平时怕热的人选择凉药，怕冷的人选择热药。要是胡乱进补，比方说一个怕热的壮汉吃了一根红参，那就出问题了，不仅白白进补，严重的还可能引起高血压、中风等疾病。

四、冬季进补之中成药

1. 补阴：大补阴丸、六味地黄丸、杞菊地黄丸等。

2.补气：玉屏风颗粒、补中益气颗粒等。

3.气阴双补：生脉饮、黄芪生脉饮、参麦地黄丸等。

4.补阳：金匮肾气丸、右归丸、腰肾膏等。

5.气血双补：八珍颗粒、归脾颗粒等。

6.温阳补血：河车大造胶囊、胚宝胶囊等。

情志养生

——健康从"心"开始

《素养》第十四条：保持心态平和，适应社会状态，积极乐观地生活与工作。

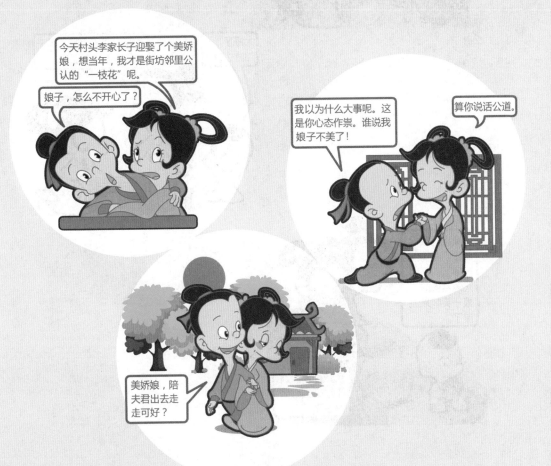

《素养》第二十七条：情志养生即是通过控制和调节情绪以达到身心安宁、情绪愉快的养生方法。

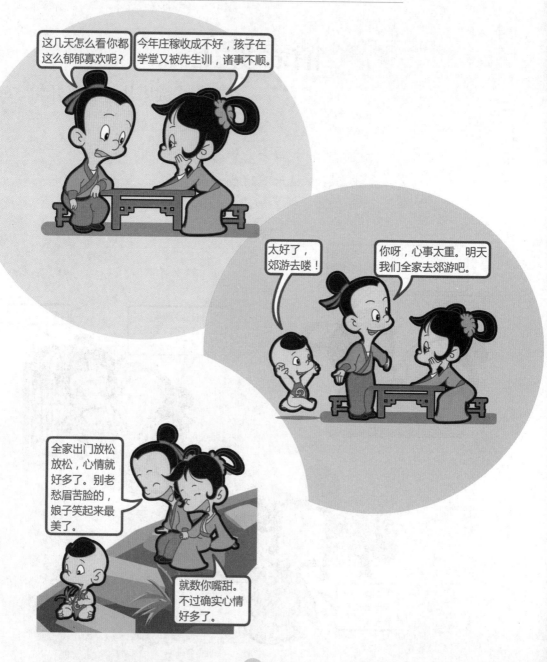

第一节　情绪，您真的了解吗

俗话说"人逢喜事精神爽，雨后青山分外明"，人在高兴的时候，无论做什么事情，都会得心应手，精神百倍；而在郁闷之时，会觉得心灰意冷。生活中，我们不可避免地会遇到很多人很多事，而在这个"遇见"的过程中，总会产生所谓的喜怒哀乐。凡事过犹不及，人所体验的情感也是如此，若大喜大悲，则易"生百病"。大家耳熟能详的"范进中举"的故事恰好就说明了这一点：范进是一个穷书生，为了考取功名不惜让自己的母亲和妻子忍冻挨饿，后来终于如愿，成功地考中了举人，但是由于消息太令人兴奋，范进竟然"高兴得疯了"。

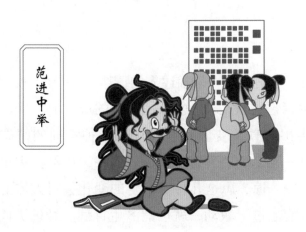

与"范进中举"类似的事情也发生在明朝。有个名叫李大谏的人，家里虽世代务农，但他凭借着勤奋好学，考中了举人，但是这次"有事"的不是他自己，而是他的父亲。他的父亲在得知李大谏中举后喜不自禁，逢人便夸他儿子有出息。后来李大谏考取了进士，并做了大官，他的父亲更是笑得合不拢嘴，就连夜里也会时不时地大笑不止。就这样过了十年，大笑依旧，李大谏请了太医来为自己父亲诊治。于是太医派人到李大谏的家乡报丧，对他父亲说："你儿子不幸患重病去世了。"其父听闻噩耗悲痛欲绝，一连哭了十几天，大笑自然就停止了。这个时候，太医又派人告诉李大谏的父亲说："你儿子没死，幸亏太医妙手回春，将你儿子救了回来。"李大谏的父亲听后止住了悲痛，而狂笑病也再没犯过。

可见，古代的医家就已经意识到了"情绪"对于"疾病"有着重要的影响。而中医历来十分重视"情绪"与"疾病"的关系，主张"善医者，必先医其心，而后医其身"。那么，中医是如何对"情绪"进行描述？又是怎么来解释"情绪"可以致病，也可以治病的呢？

第二节　情志中的"葫芦七兄弟"

中医常常用"七情五志"来描述人的情绪。《内经》说"人有五脏化五气，以生喜怒思忧恐"，意思是说人的肝、心、脾、肺、肾五个脏腑，化生出五气，变成喜怒思忧恐五种不同的情志，这就是《内经》中独一无二的"五志"学说。而在《内经》中更是强调了怒、喜、悲、恐、惊、思这几种"情"的变化会对人体的生理状态产生影响，若情志过于激动，就可能滋生百病。经过历代医家的发展，到了南宋时期，医家陈无择在总结前人理论的基础上，明确提出了"七情"的概念，将"喜、怒、忧、思、悲、恐、惊"作为"七情"的具体内容，"七情学说"至此定型。

七情的畅达与脏腑功能的正常有着密切的关联，中医认为每一个脏腑都对应一种情志——"心主喜，肺主忧，脾主思，肝主怒，肾主恐"。一旦情绪过激，比如突然、强烈、持久的情志刺激超出了人体的承受范围，就会对相应的脏器造成影响，从而产生对应的疾病，如过喜则伤心，大怒伤肝，思虑伤脾，悲泣伤肺，惊恐伤肾。

喜："乐也"，即喜悦、愉快的意思。在正常生理状态下，"喜"是一种积极的情志，人们也就很自然地认为心情愉悦有利于身心的健康。它可以缓和人们的紧张情绪，使人心情舒畅、气机调和、营卫畅达，进而更愉悦而高效地学习、生活和工作。"喜"而有节，在欢乐中保持平和的心态，有利于健康长寿。但是，任何事物都具有两面性，喜悦亦是如此。中医讲情志须中节，中节的意思是不可太过，也不可不及；西方心理学也要求将快乐保持在中等强度的水平。现存春秋战国的文献中就充满了大量"喜"可伤及人体而引起疾病的记载，如《老子》中的"驰骋畋猎令人心发狂"，说的就是过喜会使人心神涣散，就好比生活中大笑之后的肌肉松弛，注意力一时无法集中。而"喜极而泣""欣喜若狂"等成语也很好地说明了过喜可伤及人的神志进而伤害人体的现象。过喜最容易伤害的是心脏，出现心悸、心痛等症状，严重的甚至会危及生命。

怒：即怨恨、愤怒。对于"怒"这种情绪反应，我们应根据具体的情况进行辩证分析。通常情况下，"怒"是指生活的遭遇与欲念的冲突，是一种消极的情绪体验。但是"怒"并不都是属于不良情绪，它具有两重性，适度的生气有利于气机的宣泄和情志的调畅，使压抑的情绪得到发泄，从而缓解

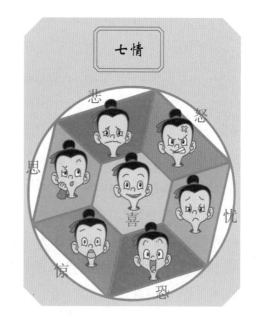

过于紧张的精神状态，对人体的生理心理具有调节和保护作用。但是若暴气暴怒，就会"怒则气上"，使人生病，严重的甚至会断送性命。《三国演义》中的周瑜，帅气英俊，驰骋战场，统领几十万大军，却被诸葛亮气得口吐鲜血而亡，临死之前还对天长叹："既生瑜，何生亮！"可见，"怒"对人体健康十分不利，而怒最易伤及肝脏。

忧：即担忧、发愁之意。"忧"在一定范围内是人的正常情志反应，人在遇到烦心事的时候适当地忧愁担心无可厚非。适度的"忧"，会对可能出现的不利影响进行充分估计和预见，从而更好地指导人们的实践活动。然而，如果超出一定程度，"忧"则会演变成为致病的因素，表现为终日忧心忡忡、郁郁寡欢，轻者愁眉苦脸、闷闷不乐、少言少语、忧郁寡欢、意志消沉、独坐叹息，重者难以入眠、精神萎靡或紧张、心中烦躁，就会"忧则气凝"，因气机紊乱而导致脏腑功能失调，出现心悸、胃痛、食欲减退、失眠等种种不适。过"忧"容易伤及肺。"忧"虽然是一个独立的情志，但单独致病者较少，常常与其他情志相互夹杂，造成较严重的病变。

思：中医学中的"思"指的是一种思考、思索事物时所表现出来的情绪。每个人在遇到问题时都会思考，虽然对于不同的人会产生不同的影响，但是却不会引起人体发病。中医最强调人体各种机能状态的平衡，即西医学所谓的稳态。然而一旦打破这种平衡状态，则"思"也会影响到人体的健康，导致疾病的发生。一般"思"不会出现突然的刺激，而多表现为持久的、强烈的或深沉的对人体的作用，当这种情况长久不能解脱，或当事人无法放松身心进行适度调节而引发不良心理状态，从而超过了生理活动所允许的范围，就会导致疾病的发生。中医认为"思则气结"，脾、胃最易受到"思"的影响，故过度思虑最易造成食欲下降、胃胀胃痛等不适。《吕氏春秋》就有记载"因思伤脾"的例子：齐闵王因为思虑过度，损伤了脾胃功能，以致消化不良，久治不愈，后来被文挚用激怒的方法，促使其吐出胃中未消化的食物而痊愈。西医学研究证实，长期从事脑力劳动、工作压力过大的人，易患胃溃疡等疾病，这和中医学"思虑伤脾"的理论不谋而合。

悲：本义为哀伤、痛心，是指人失去所爱之物及所追求的愿望破灭时的情绪体验。遇到难过的事情，因悲伤而哭泣是人们正常的情感反应。中医认为"悲则气消"，适当地哭泣可以使郁结之气得到抒发从而消散，对身体是有益的。西医学也证实当人悲伤时流泪可以排出体内的毒素，有益于缓解不良情绪，因此"男儿有泪也要弹"。然而，任何事物都有极限，悲哀太甚或持续时间过长，则容易伤及肺、肾，会出现气短、心悸、胸闷等症状，在精神上表现为意志消沉、悲观厌世。有研究表明过度悲伤的人，比其他人更容易得癌症。

恐：即害怕、畏惧之意。"恐"在一定限度内是人正常情志的一种，平常人都是有适度的恐惧情绪的。"恐"在生理状态下是人肾脏化气所产生的一种情志。人类适度的恐惧情绪是有一定益处的，因为恰当的恐惧可以使人行为规矩，从而避免祸患。延续前文中提到的"范进中举"的故事，在范进欣喜发狂后，群众的解救方法就是让他平时最惧怕的岳父胡屠夫用打嘴巴的方法恐吓他，从而使其恢复正常。然而，长久或是过激的恐惧会使人的行为发生异常，并且导致各种疾病。"恐伤肾"，恐惧过度则消耗肾气，从而出现大小便失禁、遗精等症状，严重的会发生精神错乱。

惊：即惊吓。我们常将"惊""恐"并提，但是二者又不完全相同，惊多源于外界，恐常由内生，往往是由惊转变而来的。正常人若耳闻巨响、目睹怪物、夜做噩梦等都会受惊，但是很快就能恢复。"惊则气乱"，心气虚的人受惊后可能表现为颜面失色、神飞魂荡、目瞪口呆、冷汗渗出、肢体运动失灵，儿童受到过度惊吓甚至可能

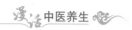

导致抽搐。

从上文的叙述中我们可以认识到过度的情绪反应对身体伤害极大，所以《内经》指出"智者养生"要"和喜怒"，即懂得养生的人会使七情调和，不超越情感的极限。"静则神藏，躁则神亡"，只有身心清静，才能精神内守；如果心情浮躁，就会使精气外泄，甚至神气消亡。《内经》中还强调："恬淡虚无，真气从之，精神内守，病安从来？"意思是说，一个人如果能够保持精神情绪的恬静、安详，不要有太多的欲望和杂念，体内的真气就会始终保持充足的状态，又怎么会得病呢？

第三节　七情的"相生相克"

结合前文中所提到的种种，不难发现七情虽然可以导致疾病的发生，但是如果运用得当，也可以用于治疗疾病。那么情志又是如何治病的呢？

阴阳五行、脏腑理论是中医学的基础理论，是中医学分析人体生理功能及病理变化、指导临床诊断和治疗的重要理论基础。而在治疗情志疾病的过程中，医者采用"情志相胜"疗法的理论基础就是五行相克，即利用一种或多种情绪去调节、控制、克服另外一种或多种不良情绪。情志相胜疗法始创于《内经》，之后不断地得到发展。《内经》指出：金克木，怒伤肝，悲胜怒；木克土，思伤脾，怒胜思；土克水，恐伤肾，思胜恐；水克火，喜伤心，恐胜喜；火克金，悲伤肺，喜胜悲。也就是说，悲伤的情绪可以控制愤怒，而愤怒可以治疗因思虑过多导致的疾病，快乐的情绪可以治疗悲伤。

有这样一个故事：元朝时有位秀才，新婚不久妻子就病逝了。因多日悲伤哭泣，终致卧床不起。其父带他四处求医，均无起色。有一天遇到朱丹溪，老父便求朱丹溪救救他儿子。朱丹溪询问病人有什么不舒服，然后仔细为他切脉，而后自言自语说："怕是有喜了吧。你看，整日茶饭不思，浑身无力，对吧，就是有喜了，我给开个保胎方。"然后煞有介事地拿起纸笔开起保胎方。秀才不禁捧腹大笑："什么名医，连男女都不分。"以后，每当想起此事，秀才都要笑上一番。过了半个月，他的身体不知不觉就好了起来。这时，有人告诉他，是朱丹溪用笑治好了他的病，秀才恍然大悟："朱丹溪的医术果然名不虚传"。

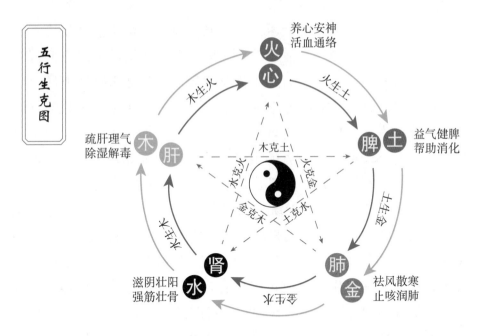

秀才的病源自于他妻子早亡的悲伤。过度而持久的悲伤，使他心情沉重，闷闷不乐。朱丹溪为了治他的病，不惜放下医生的矜持和严肃，以逗乐的方法让病人不由自主地发笑，最终使情志和调，疾病痊愈。这就是"情志相胜"疗法的具体运用，在现存的文献中，诸如此类疗法的运用比比皆是。

第四节　情绪与心身疾病

西医学认为人的心理过程是一个运动、变化和发展的过程，包括认知、情感和意志三部分，其中的七情学说属于情感过程。情感和情绪都是人对现实存在的事物的态度和体验，反映了客观事物与自身需要之间的关系。因此，情绪常与情感并称。现代心理学认为情绪的最基本分类有四种：快乐、愤怒、悲哀、恐惧，而这几种情绪分别对应了七情中的喜、怒、忧、恐。

众所周知，当人在承受压力的时候，身体也会本能地反应，比如胃痛、出汗、头痛、高血压等。压力与现代生活的许多方面都有关系，在日常生活中，压力这个概念比较广泛，通常指我们所要应对的情境，而心理学家将之称为"应激"，是指在面对挑战性或威胁性的情况下做出反应时的生理和心理的变化。加拿大生理学家塞里观察到患有不同疾病的患者的很多症状和体征都非常相似，例如大出血、感染、晚期癌症患者都出现食欲减退、体重下降、没有力气等病态表现，他将这些反应统称为"全身性适应综合征"，而应激也被认为是"多种有害因素刺激产生的一种综合征"，即人体受到有害刺激时产生的非特异的适应性生理反应。这种综合征与刺激的类型无关，而与人体的生理反应过程息息相关。而那些能对个体造成威胁或挑战并引起应激反应的各种刺激物被称为"应激源"，当个体受到应激源刺激时，会产生不同程度的情绪活动。情绪反应是指主观或客观的不适应引起的精神紧张和情绪压抑。它发生在特定的情境中，可表现为激动、兴奋、愤怒、恐惧、悲伤、失望、惊慌，甚至焦虑、压抑等。情绪反应是机体适应环境变化的一种必要反应。但如果这种反应过分强烈或持久，就会使人失去心理平衡从而造成生理机能失调，引起神经、内分泌、免疫功能紊乱甚至内脏器官病变，导致心身疾病。

广义上的心身疾病是指心理因素在人生病时影响较大，所引发的躯体器质性疾病和躯体功能障碍。常见的心身疾病有消化道溃疡、慢性胃炎、冠心病、高血压、肿瘤、糖尿病、甲亢等。在临床实践中可以看到不少疾病的发病与心理因素有关，有调查统计表明，在综合性医院就诊的初诊患者中，包括原发性高血压、糖尿病等典型的心身疾病患者占比高达 30% 以上，国外发达国家调查统计心身疾病发病率则高达 60%。

性格上有缺陷的个体在应激源存在时更容易产生强烈的应激反应，因而易患某些疾病。人们曾经对人格与特定的疾病之间的联系进行了研究。

A 型行为模式：具有 A 型行为模式的人生活节奏快，缺乏耐心，不安于现状，具有很强的竞争意识和攻击性，很难处于放松状态。目前研究认为，组成 A 型行为模式的敌对或愤怒（消极情绪）因素与冠状动脉疾病关系更为密切。

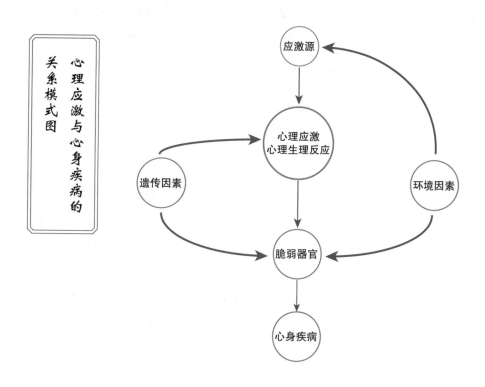

心理应激与心身疾病的关系模式图

B型行为模式：与A型行为类型相反的性格特征，表现为悠闲自得、行为迟缓、顺从安宁、抱负较少、说话声低等。

C型行为模式：近年来，国内做了很多癌症与人格特征相关性的研究，发现许多癌症患者发病有共同的性格特点，主要是内向、退缩、情绪不稳定、不表达负面情绪等，学者们称其为C型行为模式，其核心特征是过度社会化、压抑、自我克制，不表达负面情绪、过分耐心、过度合作、屈从让步、不知拒绝等。

无论是来自工作还是生活中的过度压力，都会使人产生负面情绪，最终导致心身疾病的发生发展。

第五节　我的情绪我做主

《素养》第二十七条指出：情志养生即是通过控制和调节情绪以达到身心安宁、情绪愉快的养生方法。在应对外界客观环境或事物，可以通过自我调节及转变自己错误的思维方式，将心情调节到最佳状态，从而达到健康长寿。

一、戒骄戒躁

傲娇者常自我感觉过于良好，听不得别人的意见，急躁者常不顾及客观因素，急于求成，容易草率从事。由于傲娇者的理想世界与现实生活存在较大差距，所以在日常生活中经常会出现理想与现实发生冲突的情况，从而导致内心的痛苦。如果能够悟透自己，了解自己的优势与不足，做一个能够正确地认识和评估自己能力的现实主义者，克服骄躁情绪，顺应自然环境，保持心态平和，是有利于健康长寿的。

二、善调情绪

人遇到令人高兴的事就应该高兴，遇到沮丧的事就应该忧伤，这是正常的情绪反应，属于个人情绪表现健康的标志之一。人们在日常生活中，应该注意修身养性，舒畅情志，以保持稳定的情绪。思维方式对情绪反应有着重要的影响，可以通过改变自己不良的思维方式，纠正自己错误的认知过程，用正确的思维方式去认识客观事实，用积极的态度解决现实问题，就会消除许多不必要的烦恼，从而保持轻松愉快的好心情。

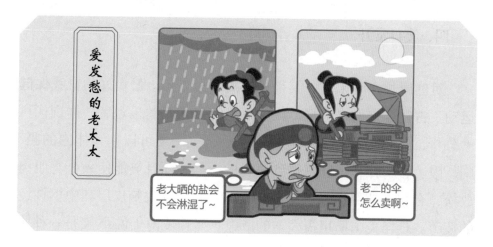

相同的事件，用不同的认知方式可以推导出不同的结论，而不同的结论引起不同的情绪反应，不同的情绪反应又对身心的健康有着不同的影响。讲一则小故事：一位老太太有两个儿子。老大是晒盐的，老二是卖伞的。老太太总是发愁，因为她阴天为老大担心，晴天为老二担心，所以经常生病。一位心理医生对老太太说：您真是个福气的人，晴天您的大儿子赚钱，雨天您的小儿子赚钱，天天有钱赚。老太太一想很有道理，便高兴起来，身体也慢慢地好了起来。

三、避生三气

免生闲气——日常生活中鸡毛蒜皮的锁事或家庭生活中小是小非的问题，都属于没有必要生的闲气。

免生怨气——不要总对一些人或事进行抱怨或心生怨恨之气。

免生闷气——是指如果遇到不高兴的事情要及时说出来，以求得到解决或化解，不要闷在心里生气。

三气之中生闷气对心身健康的影响最大，较长时间地生闷气，常会引起疾病，特别是心脏病和肿瘤。

四、笑口常开

对健康长寿者来讲，笑是最优美、最自然、最良好的自我保健运动。古往今来的老寿星，无一不是笑口常开的乐观者。据现代科学分析，笑是一种有益于人体的活动，笑一笑可以使人体内的膈、胸、腹、心、肺甚至肝脏得到短暂的锻炼，而且笑能使人全身肌肉放松，有利于肺部扩张，促进血液循环，消除大脑皮层和中枢神经的疲劳。难怪美国斯坦福大学的威廉·弗赖依博士说："笑是一种原地踏步的运动，能使人延年益寿。"

五、注意沟通

孤独和孤僻，会给人带来精神上的空虚和痛苦，必然会影响到中枢神经系统的正常功能，使神经、体液的调节失去平衡，免疫系统的防御功能下降。机体内在"防线"的崩溃，等于给病邪的入侵提供了机会。

六、学会幽默

列宁曾说过:"幽默是一种优美的、健康的品质。"幽默是具有智慧、教养和道德上的优越感的表现。幽默轻松,表达了人类征服忧患和困难的能力,它是一种解脱,是对生活居高临下的"轻松"审视。一个幽默有趣的人,必定是一个乐天派。在现实生活中,每个人都会遇到各种困难和矛盾,若能以幽默心待之,必会增添无穷的妙意异趣。

有这样一个以幽默巧避"家庭战争"的故事:古希腊伟大哲学家苏格拉底的妻子,是一位脾气暴躁的人。有一天,哲学家正和他的一群学生谈论学术问题,他妻子突然跑来,不由分说大骂一通,接着又提起装满水的水桶猛地一浇,把苏格拉底全身都浇湿了。学生们以为老师一定会大怒,然而出乎意料,他只笑了笑,风趣地说道:"我知道,响雷过去,一定会下雨的。"大家听了,不禁哈哈大笑,他妻子也害羞地退了出去。

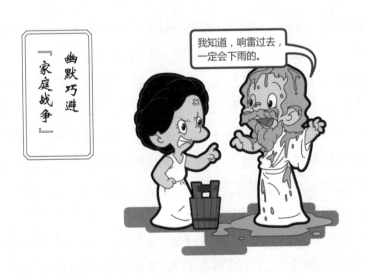

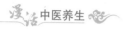

七、善择佳居

居住的环境能影响人的情绪。若居住在一个阴暗、肮脏、凌乱的地方，人们会显得心烦意乱，劳神费力；而在一个光明、整洁、井然有序的环境里，人们会心情舒畅，精神倍增。

八、培养好的性格

善良、乐观、宽容、淡泊是心理养生的营养素，这种心理状态能把血液的流量和神经细胞的兴奋度调至最佳状态，从而提高了机体的抗病能力。《素养》第十四条也指出：保持心态平和，适应社会状态，积极乐观地生活与工作。

那么，在快节奏的当下，我们可以通过哪些具体的方法来调整情绪、减少压力？

（一）准备篇——三分钟办公室舒压法

我们把每天最宝贵的时间都献给了工作，如果能让自己每天都怀着轻松愉悦的心情，享受工作的乐趣，岂不美妙？办公室舒压法，每次只要 3～5 分钟，就能让疲劳、压力或是不良的情绪，马上得到适度的抒发，快速恢复精力，满血复活。常坐办公室中的人，不妨在桌上放一瓶精油、一种花茶、一张 CD、几张美丽的风景图片，准备一些水果。如果工作累了、乏了，不如休息片刻，闻着自己熟悉的、喜欢的精油的味道，边喝花茶边听音乐，凝视远方，然后以精油稍许按摩，从而使我们的感官活化，也让整个人"活"起来。

（二）舒压篇

1. 丹田呼吸法：或称"腹式呼吸"，吐气时微微用力将小腹向内缩，压迫横膈膜往上，自然也挤压到肺部，让肺腔往上缩小。这样一吐一吸之间，动作比以前加大，自然呼吸的速度会放慢，进出的气体也更多了。懂得丹田呼吸法的人，不费吹灰之力就能比别人更有氧、更鲜活。氧气足，会减少头昏、精神不济或是脸色不佳的问题，更能舒解压力。

2. 金鸡独立平衡法：把重心放在一只伸直的脚上，另一脚弯曲搭在小腿上，平衡感好的人可以试着搭在大腿内侧，两手轻轻地垂在身侧，或者双掌合十立在胸前，要挑战高难度的人还可以试着把两手伸到半空中，在头顶的延伸线上双掌合十。把双手双脚拉直后，眼睛凝视前方的一个定点。单脚练习约一分钟后，换脚进行相同的姿势。金鸡独立的姿势能让心跳渐渐慢下来，也让慌乱的心思逐渐定下来。

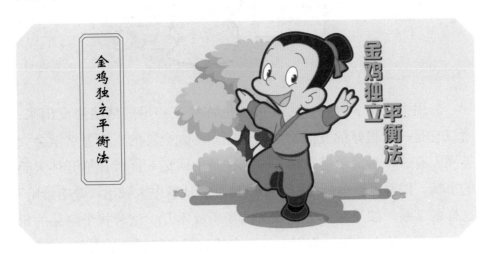

3. 专注地看一件小事：若你正在为写不出的策划书或是文案而苦恼，不妨放下没有进展的工作，找个平时不会留意的事物，看看他们的动作中蕴含的意义和美感。如果时间够的话，可以到附近的露天咖啡座去，抱一颗"散漫的心"，观赏匆匆路过的行人，也是个怡然的休息方法。

4. 香氛法：将 3～5 滴精油滴到装有热水的杯子中，再将杯子拿到鼻子前深深吸气，默数1、2、3，缓缓吐气，精油的芳香会随着空气一起吸进我们的气管，再随着血液扩散到全身。

如果你感到焦虑或恐慌——熏衣草或马鞭草精油的效果较显著。

如果想要镇定——可以试试熏衣草、橙花、香茅或甘菊精油。

如果需要提神——薄荷精油的效果不错。

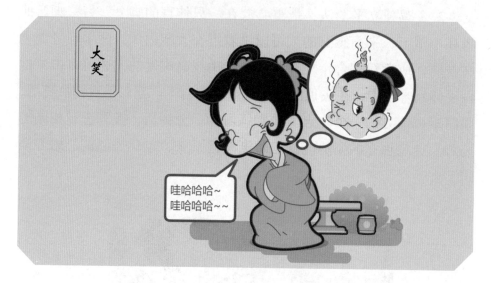

5. 用力大笑3分钟：大笑可以把郁结在心里的情绪激发出来，所以它是一个很好的发泄情绪的途径。不太会笑的人要怎么学会大笑呢？有一个最简单的方法——先在脑中回忆一件曾让你开怀大笑的事情，像看电影般过一遍，再自然配合从嘴中大喊出"哇哈哈哈"这样的字眼。如果在办公室等公共场所放不开，试着找个隐秘的角落，肆意大笑3分钟，假以时日，自然看起来年轻又活力。

6. 嚼口香糖：古人倡导"叩齿法"，早晚叩齿36次，再将分泌的唾液分3次吞下，可以延年益寿。西医学发现，嚼东西可使脊椎挺直，在无形之中消除肩酸、腰痛。嘴部的运动可以牵动到脑部的动作，是有助于脑部的最好运动。因此，觉得浑身不对劲时，嚼嚼口香糖，不仅可以减轻压力，更有保健的效果。

7. 扩胸运动：扩胸运动可以打开平时压抑的胸腔，使我们的肺活量变大，借此强化呼吸器官。多做扩胸还能增强自信、远离忧郁、改善呼吸问题。此外，扩胸运动还可以通过拉伸刺激胸腺，来提高人体的免疫力。

（三）负性情绪篇

1. "拳打脚踢"：找个隐蔽的地方，对着空气挥拳，把它当成你的假想敌，用力地拳打脚踢一番，可以发泄心中的不满。

2. 大声鼓励自己：当心情沮丧时，请到一面大镜子前，认真看看自己，告诉自己"我一定可以做到"。只要持续大声地喊出你的具体目标，过不了几分钟，就会重新拾回可贵的信心。这种自我暗示和激励的方法，让你即使在最困难最难过的阶段，也能安渡难关。当我们认真且坚定地鼓励自己，并且相信自己一定能做得更好时，脑内会分泌一种物质，自动地调整身体与心灵，以最佳状态迎接挑战。

3. 音乐疗法：先放松全身肌肉，听一些沉静的音乐。在已经得到放松后，可以选择节奏慢的乐曲来释放紧张和压力。舒缓乐曲之后，可以进入下一个阶段，听韵律感强且稍轻快的音乐。乐曲中，以莫扎特的音乐最能让人集中精神；在情绪低落时一曲《卡门》就可以鼓舞自己，是心灵的强心针；想要激发潜能的人可以试试贝多芬的《致爱丽丝》。

情绪影响着我们的方方面面，只有做好自己情绪的主人，才能拥有更加美好的人生！

运动养生

——生命在于运动

《素养》第二十九条：运动养生即是通过练习中医传统保健项目的方式来维护健康、增强体质、延长寿命、延缓衰老的养生方法，常见的养生保健项目有太极拳、八段锦、五禽戏、六字诀等。

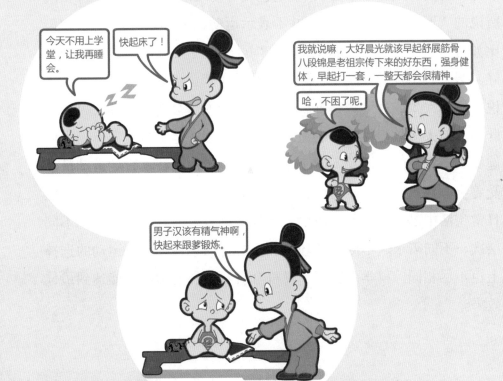

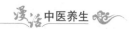

说到运动养生，自然就会想起"生命在于运动"这句话。科学、合理又符合自身条件的运动方式才能起到养生的最佳效果。那我们应该如何来做呢？

第一节　如何"养生式"运动

一、适当运动莫过度

运动能使人气血流畅、筋骨强健、增强抵御病邪的能力，所以适当的运动是有益的。但是，何谓"适当的运动"呢？唐代著名的养生学家孙思邈常以"流水不腐，户枢不蠹"作比喻，提出"常欲小劳，但莫大疲"。"小劳"，就是适度劳动或运动，也就是《内经》所说的"形劳而不倦"，但这并不表示运动越多、运动量愈大越好。比如有专家提出"快步走有利于健康"，不少人就认为走得越多越好，结果三个月后住院了，因运动量过大膝盖积液。对于一般人来说，运动太少或过度都是不合理的。运动太少会造成营养过剩，肥胖是目前大多数慢性病、心血管疾病的诱因；运动过度则有损身体健康。毕竟，健身活动不同于竞技体育，参加竞技体育的运动员承受着身心双重巨大的压力，其实并不利于身体健康，玩命地锻炼在日常生活中是不可取的。所以，选择运动方式亦是因人而异。不同层次、不同需求、不同生活环境和不同身体素质的人在运动的选择上也不尽相同。科学、合理、又符合自身条件的运动才能达到最佳效果。

二、动静相兼——身体要动，心要静

运动和静养是中国传统养生防病的重要原则。中医养生学强调静养的作用，认为躯体和思想的高度静止才是养生的根本大法，以静养生的原则更符合人体生命的内在规律。

什么是静养？相传殷商大夫彭祖活了126岁，其长寿的秘诀就在于静坐。静养主要强调的是心神宜静。心神与人体健康的关系十分密切，《内经》曰："恬淡虚无，真气从之，精神内守，病安从来。"静养并不是指饱食终日，无所用心，或卧床多睡，而是要求精神专一，摒除杂念。在当今这个快节奏、竞争激烈、压力山大的社会，静养通常比运动更难做到。

那么，该如何静养呢？《内经》中又提到："提挈天地，把握阴阳，呼吸精气，独立守神，肌肉若一，故能寿敝天地……"指出静养的"静"，并不是绝对的，而是外静内动，强调意和气的训练。通俗地说，就是身体的外部形态表现为安静不动，而体内的气血在意念的驱使下按一定的规律有序地运行着，故古有云"内练精气神，外练筋骨皮"。

基于此，传统的五禽戏、八段锦、太极拳、六字诀等健身运动项目非常适合静养的练习，不仅运动强度不大，而且配上舒缓的音乐，能够放松心情，调养心神。

三、把握循序渐进的原则——一口气吃不成胖子

《论语》："不怨天，不尤人，下学而上达，知我者其天乎？"朱熹注："此但自言其反己自修，循序渐进耳。"这句话的意思是指学习工作等按照一定的步骤逐渐深入或提高。运动养生是通过锻炼来

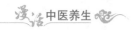

达到养生延年的目的。为了使体育锻炼能收到更好的效果，运动中切忌急功近利，不要过激过猛，要根据自己的身体情况选择，适度而行。人的体质增强有一个过程，当人体机能已经适应某种运动量后，就可以增加运动量，增量之后，身体又需要经过一个阶段的锻炼才能与之相适应，这就是人体的体质不断增强的过程。运动技术方面也应逐步提高。因此，运动量要由小到大，动作技术要由易到难。

四、把握持之以恒的原则——"三天打鱼，两天晒网"不可取

锻炼身体不是一朝一夕的事，要注意坚持，不能间断。"流水不腐，户枢不蠹"，一方面指出了"动则不衰"的道理，另一方面也强调了经常、不间断锻炼的重要性。因此，只有持之以恒、坚持不懈进行适当运动，才能收到养生保健的功效。

五、因"体"而异——您的体质适合哪一种

中医体质学认为，人的体质是可以客观分类的，目前中华中医药学会的行业标准是九分法，即把人的体质分为平和质（健康）、气虚质（气短）、阳虚质（怕冷）、阴虚质（缺水）、痰湿质（肥胖）、湿热质（长痘）、气郁质（郁闷）、血瘀质（长斑）和特禀质（过敏）九种，其中一种平和，八种偏颇。而偏颇体质是百病之因，通过各种养生的方法来调理偏颇体质可以预防疾病的发生和发展。运动养生就是其中一种非常重要的调理方法。不过，不同体质选择的运动方法、运动强度及注意事项等也有差异。

具体来讲，气虚质与阳虚质可做一些舒缓柔和的运动，如慢跑、散步、太极拳、广播操，不宜做过分剧烈的运动，以免大汗淋漓，

损伤阳气；冬天避免在大风、大寒、大雾、大雪及空气污染的环境中锻炼，以免感受寒湿之邪而损伤阳气。阴虚质只适合小强度、间歇性的身体练习，可选择太极拳、太极剑、气功等动静结合的传统健身项目，锻炼时要控制出汗量，及时补充水分；皮肤干燥者，可多游泳。痰湿质因形体肥胖，易于困倦，故应根据自己的具体情况循序渐进，长期坚持运动锻炼，逐步增加运动量，如散步、慢跑、乒乓球、羽毛球、网球、游泳、武术以及适合自己的各类舞蹈。湿热质适合做高强度、大运动量的锻炼，如中长跑、游泳、爬山、各种球类、武术等；夏天由于气温高、湿度大，最好选择在清晨或傍晚较凉爽时锻炼。气郁质应尽量增加户外运动，可坚持运动量较大的锻炼，如跑步、登山、游泳、打球、武术等；多参加群众性的体育项目，如打球、跳舞、下棋等，以便更好地融入社会，解除自我封闭状态。瘀血质可进行一些有助于促进气血运行的运动项目，如太极拳、太极剑、各种舞蹈、健步、徒手健身操等；瘀血质的人在运动时如出现胸闷、呼吸困难、脉搏显著加快等不适症状，应停止运动，去医院进一步检查。特禀质应积极参加各种体育锻炼，增强体质；天气寒冷时锻炼要注意防寒工作，防止感冒。

第二节　传统健身功法快速入门

一、五禽戏

五禽戏是一套气功保健疗法，通过模仿动物的动作和神态达到强身防病的目的，其创编者为东汉末年的著名医学家华佗。今天给大家介绍的是根据 2003 年国家体育总局健身气功管理中心委托上海体育学院编写、人民体育出版社出版的《健身气功五禽戏》内容，每"戏"两"动"，共十个动作。动作简单明了，比较适合初学者学习及人群普及推广，而有一定基础的爱好者可以学习《古本新探五禽戏》等。

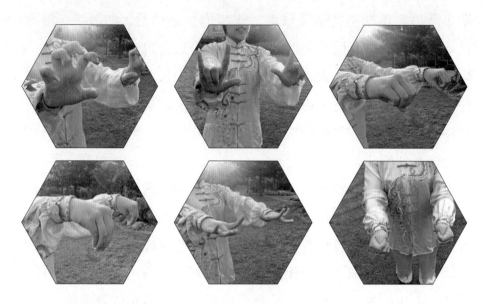

（一）基本手型

（二）练功要领

注意"形""神""意""气"四点要求："形"须准、"神"要似、"意"随形、"气"要匀。

（三）动作练习

1. 虎戏的特点是威猛——伸缩有力，刚柔相济。分"虎举"与"虎扑"两戏。虎举有调理三焦、加强循环的功效；虎扑有柔韧脊柱、疏通经络的功效。

2. 鹿戏的特点是安舒——轻盈舒展，安闲雅静。分"鹿抵"与"鹿奔"两戏。鹿抵有强腰固肾、强筋健骨的功效；鹿奔有牵拉肩背、振奋阳气的功效。

3. 熊戏的特点是沉稳——外动而内静，沉稳亦灵敏。分"熊运"与"熊晃"两戏。熊运能治腰肌劳损、强健脾胃功能；熊晃有调理肝脾、提高平衡的功效。

4. 猿戏的特点是灵巧——轻灵敏捷，动静结合。分"猿提"和"猿摘"两戏。猿提有灵敏肌肉、按摩心脏的功效；猿摘能促进脑部血液循环，改善神经系统的功效。

5. 鸟戏的特点是轻捷——活跃经络，灵活四肢。分"鸟伸"和"鸟飞"两戏。鸟伸有吐故纳新、疏通任督的功效；鸟飞能按摩心肺、锻炼四肢的功效。

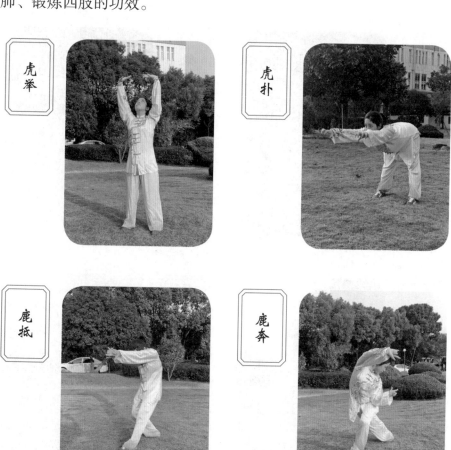

熊运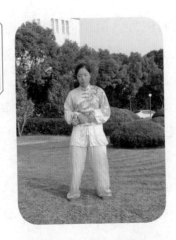

熊晃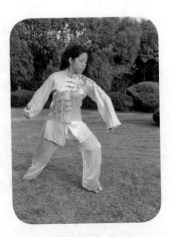

猿提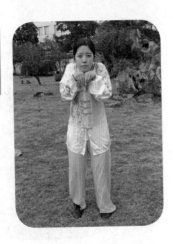

猿摘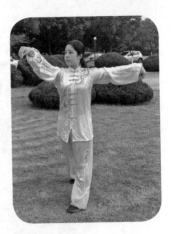

鸟伸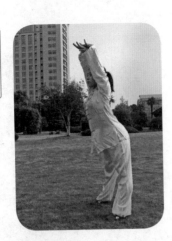

鸟飞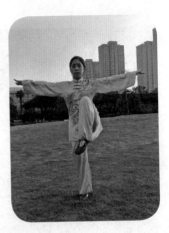

二、八段锦

八段锦由八节动作组成，因简便易学，动作美而华贵，深受人们喜爱，被比喻成"锦"（精美的丝织品），故名八段锦。八段锦是中国古代导引术的一个重要组成部分，是一套针对一定脏腑、病症而设计的健身功法。其中每一句歌诀都明确提出了动作的要领、作用和目的。功法中伸展、前俯、后仰、摇摆等动作，分别作用于人体的三焦、心肺、脾胃、肾腰等部位及器官，可以防治心火、五劳七伤和各种疾病，并有滑利关节、发达肌肉、增长气力、强壮筋骨、帮助消化和调整神经系统的功能。

（一）两手托天理三焦

要点：两手上托，掌根用力上顶，腰背充分伸展。脚跟上提时，两膝用力伸直内夹，可以加强身体平衡。

作用：对脊柱和腰背肌肉群有良好的作用，有助于矫正两肩内收、圆背、驼背等不良姿势。

（二）左右开弓似射雕

要点：两臂平拉，用力要均匀，尽量展臂扩胸，头项仍保持挺直。马步时，挺胸塌腰，上体不能前俯。

作用：扩张胸部作用于上焦，腿部肌肉得到锻炼。

（三）调理脾胃须单举

要点：两掌上撑下按，手臂伸直，挺胸直腰，拔长脊柱。

作用：两手上撑下按对拉拔长，均具有压缩腹腔和舒展腰腹的功能，对腹腔脏器进行按摩，具有增强胃肠蠕动、提高消化吸收的作用。

（四）五劳七伤注后瞧

要点：两臂起落开合要与呼吸配合一致。转头时，头平颈直，眼尽量向后注视。

两手托天理三焦

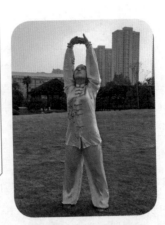

左右开弓似射雕

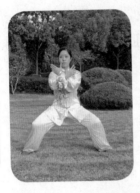
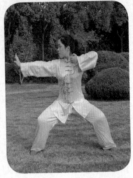
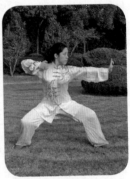

调理脾胃须单举

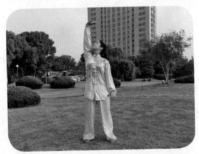
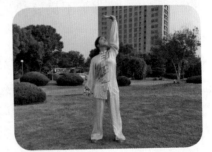

五劳七伤往后瞧

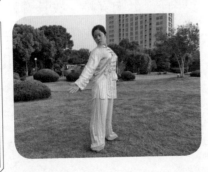
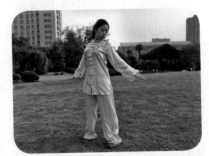

作用：练习本节动作时整个脊柱尽量拧屈旋转，眼往后注视，主要调整中枢神经系统的功能，能活络颈椎、松弛颈肌，改善脑部供血供氧。

（五）摇头摆尾去心火

要点：上体左右摆动，手、眼、身、步、呼吸要配合一致，头部和臀部相对运动，对拉拔长，要有韧劲。两手不离膝，两脚不离地。

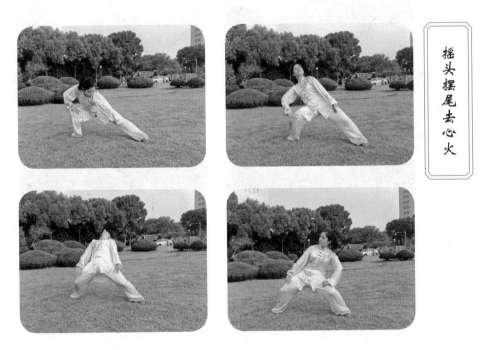

摇头摆尾去心火

作用：摇头摆臀、拧转腰胯的中脉运动，牵动全身，能降低中枢神经系统的兴奋性，起到清心泻火、宁心安神的功效。

（六）双手攀足固肾腰

要点：身体前屈和背伸，主要是腰背活动，因此两膝始终伸直，前俯后仰，速度缓慢匀速，运动幅度应由小到大。

作用：腰部的前俯后仰，可以充分伸展腰腹肌群；双手攀足，可以牵拉腿部后群肌肉。本节动作可以防止腰肌劳损和坐骨神经痛等症状。

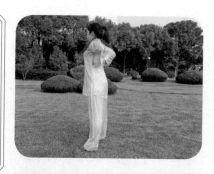
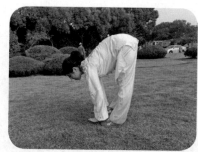

双手攀足固肾腰

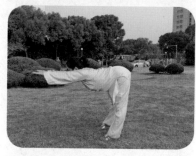
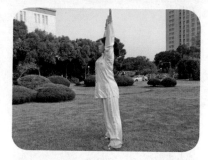

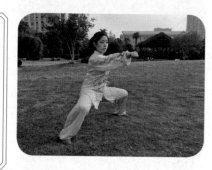
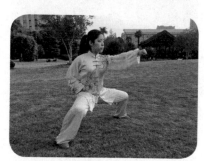

攒拳怒目增气力

（七）攒拳怒目增气力

要点：出拳由慢到快，脚趾抓地，挺胸塌腰，并与呼气、瞪眼、怒目配合一致；收拳宜缓慢、轻柔，蓄气、蓄力待发。一张一弛，刚柔并济。

作用：主要锻炼肝的功能，肝血丰盈，则经脉得以涵养，以至筋骨强健，久练攒拳，则气力倍增。

（八）背后七颠百病消

要点：身体抖动应放松。最后，脚跟上提时，百会上顶；脚跟着地时震动宜轻，意念下引至涌泉穴，全身放松。

作用：这是全套动作的结束，连续上下抖动使肌肉、内脏、脊柱松动，再配合脚跟轻微着地震动，使上述器官、系统整合复位，起到整理运动的作用。

五禽戏与八段锦不受场地、年龄、天气、人群等因素的影响，练习方便，不需服药或服食，不需要借助工具，至简至易，长年坚持，则可终身受益。

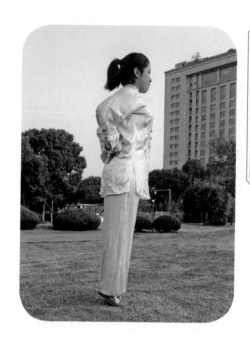

背后七颠百病消

经穴养生

——小穴位中有大生机

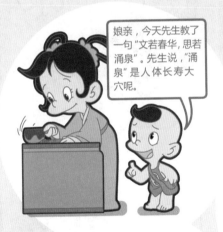

娘亲，今天先生教了一句"文若春华，思若涌泉"。先生说，"涌泉"是人体长寿大穴呢。

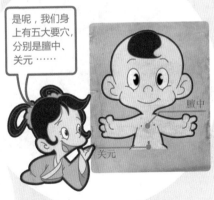

是呢，我们身上有五大要穴，分别是膻中、关元……

膻中

关元

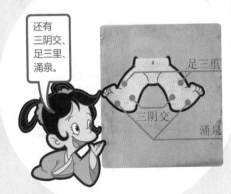

还有三阴交、足三里、涌泉。

足三里

三阴交

涌泉

《素养》第九条：自我穴位按压的基本
方法有：点压、按揉、掐按、拿捏、搓擦、
叩击、捶打。

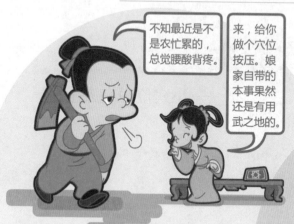

不知最近是不是农忙累的，总觉腰酸背疼。

来，给你做个穴位按压。娘家自带的本事果然还是有用武之地的。

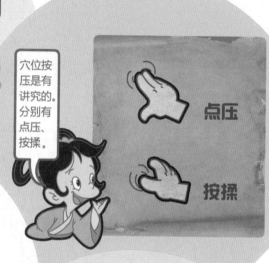

穴位按压是有讲究的。分别有点压、按揉。

点压
按揉

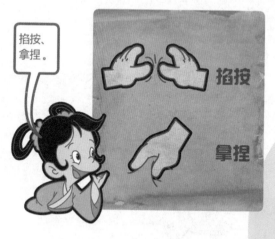

掐按、拿捏。

掐按
拿捏

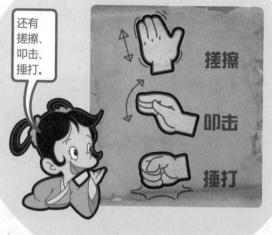

还有搓擦、叩击、捶打。

搓擦
叩击
捶打

《素养》第十条：刮痧可以活血、舒筋、通络、解郁、散邪。

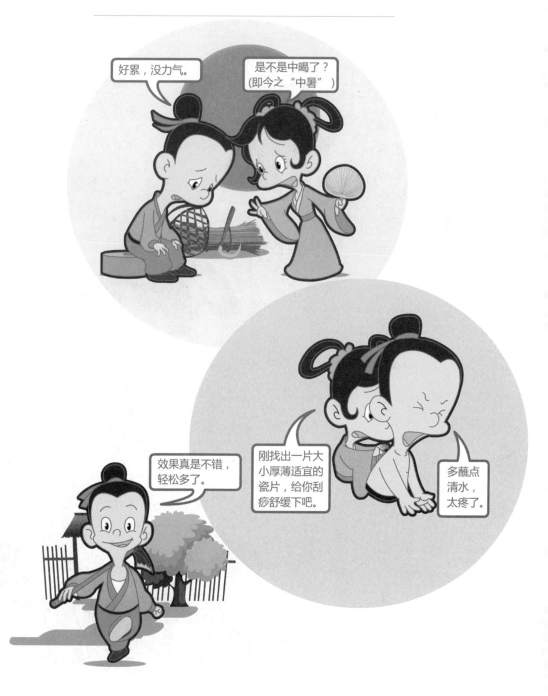

《素养》第十一条：拔罐可以散寒湿、除瘀滞、止肿痛、祛毒热。

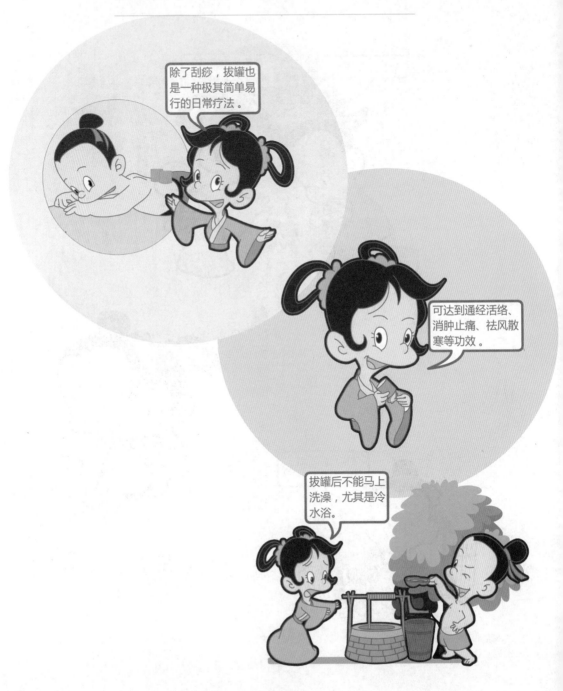

《素养》第十二条：艾灸可以行气活血、温通经络。

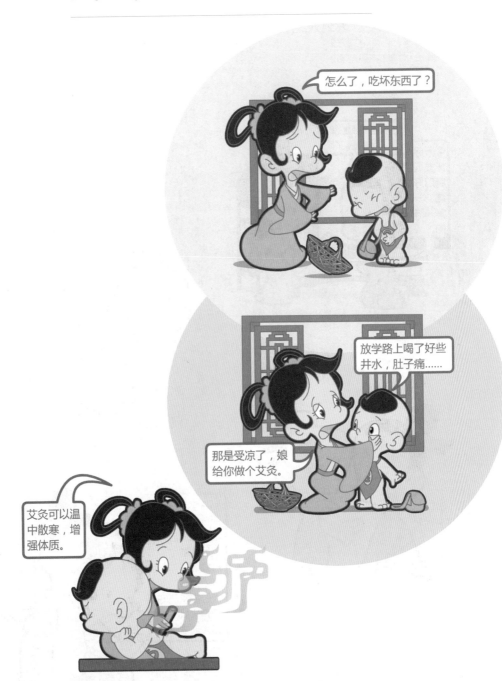

《素养》第三十一条：经穴养生：根据中医经络理论，按照中医经络和腧穴的功效主治，采取针、灸、推拿、按摩、运动等方式，达到疏通经络、调和阴阳的养生方法。

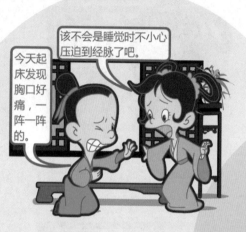

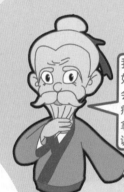

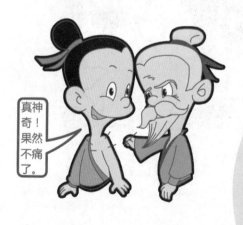

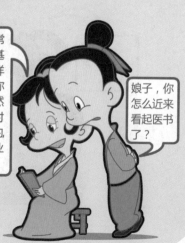

诺贝尔奖获得者，美国的费里德等三位药理学家发现了氧化氮在血管机能调解过程中所起的信号传递作用，提示了气体分子在生物体内的传递作用，同时也破译了中医对生命认识的经络基础理论——"炼精化气，炼气化神"。

气化运行大千世界，开创了人类的物质文明，也印证了中医经络理论——"人始生，先成精，精成而脑髓生"。与生俱来的奇经八脉，其根在脑，其布在身，其用在神。

第一节　一起来经络扫盲

经络是先人在长期的生活和医疗实践中发现并逐步完善形成的理论，是几千年中华民族智慧的结晶，它是以手、足三阴经，手、足三阳经，任、督二脉为主体，循行遍布全身的一个网络系统，内联五脏六腑，外联五官七窍、四肢百骸，沟通表里、上下、内外，将人体的各部分连接成有机的、与自然界阴阳属性密不可分的整体。

经络不仅指导着中医各科的临床实践，而且是人体保健、养生祛病的重要依据。鉴于经络理论博大精深，人体穴位内容丰富，存在很多的奥秘，非专门学习训练者不宜草率施行，但作为养生之道，我们了解并掌握一些简单易学且安全有效的经络穴位养生方法，也是有益无害之事。

一、什么是经穴

经穴依附于经络，沿经分布。有医家把他们形象地比喻为人体上的按钮，不同的疾病通过按压不同的按钮就可以"钮到病除"！说到这里不由让人想起武侠小说中的侠客，他们除了个个会"飞檐走壁"，另一项绝活就是"点穴"。大侠手指一挥，对方便立刻不能言语，或者整个人僵在那里动弹不得，其实这样的点穴法是真实存在的，现实中也可以办到，只是电视剧里、小说里将它们更加戏剧化了而已。

人体的十二正经（手、足三阴经和手、足三阳经）加任、督二脉，统称为十四经。传统十四经上共计经穴 365 个，随着近年来全民保健、绿色医疗的理念深入人心，针灸理论获得了飞速发展，学科内可谓日新月异，出现了百家争鸣的美好景象，各种奇穴、特效穴被发现，各种特色疗法被挖掘，人体被发现的穴位实则早已经远远超出了这一数目，不夸张地说已有几千个之多。那么，既然有这么多的穴位，日常生活里我们该如何选择、操作才能更好地应对疾病及养生保健呢？且容我细细道来。

二、简单实用经穴养生法

《素养》第三十一条指出：经穴养生：根据中医经络理论，按照中医经络和腧穴的功效主治，采取针、灸、推拿、按摩、运动等方式，达到疏通经络、调和阴阳的养生方法。《素养》第九条指出：自我穴位按压的基本方法有：点压、按揉、掐按、拿捏、搓擦、叩击、捶打。

用穴如用兵，人体上的腧穴，有的偏于补，有的偏于泻，有的位置比较表浅，有的位置比较深层，有的轻轻拍打即可获效，有的非针刺不能取效，因此并非所有的腧穴都适合日常保健使用，从居家自我操作简便实用的角度，我们简列如下几种在家里就可以做的经穴保健方法。

（一）经络拍打

经络呈网络状遍布全身，就像人体上的一个四通八达的交通系统，在人体内运行气血。正常生理状态下所有的气血运行有序，则交通顺畅；病理状态下，就好比发生了交通堵塞，轻度的堵塞，有交警维持秩序（即脏腑发挥其疏调作用）使其畅通；但是如果堵塞时日较久，交警虽然依旧维持秩序，但是车队运行缓慢，或者堵塞地方较多，警力不足无法有效地维持所有路口的秩序，就会导致气血郁滞，出现各种功能紊乱。气血郁滞日久便会在郁滞较重的部位产生有形病变，诸如结节、肿块等。因此经络的畅通对于人体正常的生理功能的发挥有非常重要的作用。

中医古语云"气血调畅，则百病不生"。经络拍打法便是在这一理论思想指导下产生的。通过拍打走行于人体相应部位的经脉，以振奋机体阳气，"气行则血行"，推动经脉内气血的运行使其畅通，以达到祛病延年、养生保健的目的。

正如上述，人体有十四正经，但其中足太阳膀胱经和督脉走行于人体的背部，不适于自我经络拍打；而手部经脉因上臂面积较少，经脉循行密集，对于非专业人士，无法准确定位，故而也很少被科普于大众。所有经脉中最为常用的只有三条，即足少阳胆经、足阳明胃经、足厥阴肝经。将这三条经络的拍打方法陈述如下：

1. 拍胆经

《内经》说："凡十一脏取决于胆。"中医讲人体有五脏六腑，外加一个心包共计十二个脏器，除了胆以外，其余十一个脏器都取决于胆，取决于胆气的生发。如果胆气能生发起来，人体功能就会运转的很好。这就好比所说的"一年之计在于春"。就人体而言，一身之计则在于胆。有了春耕、夏种才有秋收、冬藏，有

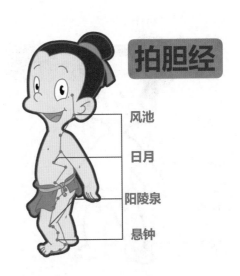

拍胆经

风池

日月

阳陵泉

悬钟

了胆气的顺利生发才能保障一身气机的调畅，从而进一步保证身体的健康。由此，胆对人体的重要性可见一斑。

胆经循行于人体的两侧，长期坚持拍打胆经可以疏肝利胆、调畅情志、改善睡眠，对紧张性头痛、偏头痛、口苦、胆怯易惊以及各种肝胆功能异常如黄疸、胆结石等均有一定的舒缓和治疗作用，同时可缩减腰臀部赘肉，益处多多。普遍适用于所有人群。

做法：清晨起床后，双手以掌侧分别自上而下拍击身体两侧，自胸胁部位开始，逐渐向下至腰、臀、大腿、小腿、脚踝，每天1次，每次拍300下，力度适中，不可过大，也不能太轻。拍后身体两侧有微微发热感即可。如果局部有淤青出现属于正常反应，提示胆经病变，可继续坚持拍打。

2. 拍肝经

肝主疏泄，主藏血，主束宗筋，疏泄功能与情志密切相关，藏血功能与女子月经密切相关，束宗筋的功能则与男性生殖器功能密切相关，故而拍肝经对情志抑郁或易怒、头顶痛、高血压、女性月经不调、男性疝气、阳痿、早泄等有较好改善作用。

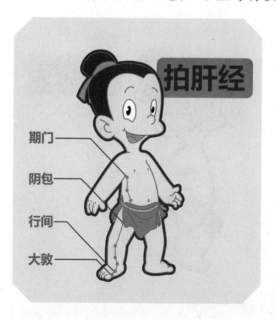

做法：在每天固定的时间（最好是上午），双手以掌侧分别自乳房下方起始，自上而下拍打，依次经过侧腹部、腹股沟，渐向大腿内侧、膝关节内侧、小腿内侧至内踝，每天1次，每次300下，以适中力度拍打，如果局部有淤青出现属于正常反应，提示肝经病变，可继续坚持拍打。

3. 拍胃经

人体后天发育所需要的所有营养物质均来源于脾胃的运化。人体经口腔摄入的食物，必须经脾胃的运化和胃肠的腐熟（消化功能），取其精华奉养于身，去其糟粕推陈纳新，才能维持生长发育的需要。故中医冠之以"脾胃为后天之本"。

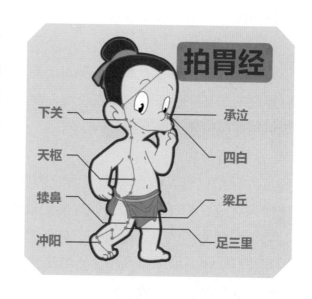

胃乃六腑之一，以通降为顺。同时中医认为，大肠小肠皆属于胃。因此胃肠功能不分家，胃经除了可以调理胃的病变，对大、小肠也同样有调节作用。人体胃肠功能失调最常见的问题就是"进"和"出"的问题，也就是"进食"和"排便"问题，故拍打胃经对食欲不佳、腹泻、便秘、呕吐均有较好效果，其余如肠鸣腹胀、胃痛、腹水、口渴等也属于胃肠功能失调范畴，拍打胃经也可以治疗上述疾病。此外，拍打胃经可改善亚健康状态人群的疲劳、乏力、头晕等症状，同时对由于过食肥甘、辛辣刺激食物引起的头痛也有较好的治疗效果。

做法：于清晨起床后，从双乳房开始，自上而下，依次经过脐旁、下腹部、大腿前外侧、膝关节前外侧、小腿前外侧至足背。以适中力度拍打。每天 1 次，每次 300 下，拍后相应部位有微微发热感即可。如果局部有淤青出现属于正常反应，提示胃经病变，可继续坚持每日拍打。

（二）部位拍打

部位拍打是指对人体某些有特殊作用的局部进行拍打，以起到以外调内，以部位治疗整体的目的。

1. 全身拍打

用拳或掌在丹田、腹部、胸部、腰部、肩部、头部做轻松而富有弹性的拍打。旨在激发体表经气，改善局部气血，对增强抵抗力，缓解局部肌肉疲劳等有较好的疗效。

2. 肘窝拍打

《内经》："肺心有邪，其气留于两肘。"肘窝拍打法对于心肺系统疾病有很好的缓解作用，如哮喘、冠状动脉粥样硬化性心脏病患者常出现的胸闷气急、喘息等。笔者曾经遇一常年哮喘患者，经针灸治疗后，哮喘即不再发作，然仍偶感胸闷，后经肘窝拍打法一次，当时出痧甚多，后胸闷消失。

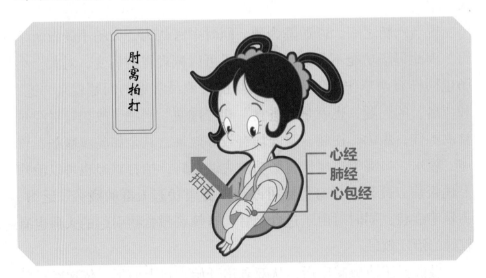

肘窝拍打法：以右手拍打左侧肘窝时，先以右手四指平放在肘窝正中，确定该范围即是拍打区域。然后用右手的四指并拢轻轻拍打，用左手拍打右手的肘窝也是如此。力量可由轻到重。一般心肺有问题的人，拍打后就可看到肘窝局部发红，甚至能拍出痧来，重症心肺疾病患者以拍出痧效果更好。

注意：重症或久病身体羸弱者，最好不要过重刺激，在肘窝部位轻轻地推擦即可，也可以起到辅助治疗作用，推擦之后的微热感，能温熏心肺，这是丹道医家的"少火生气"之法，相当于中医治疗中的补法。

3. 敲天鼓

敲天鼓对于耳鸣、听力下降、眩晕、头痛尤其是后枕部头痛不适有一定的辅助治疗效果。

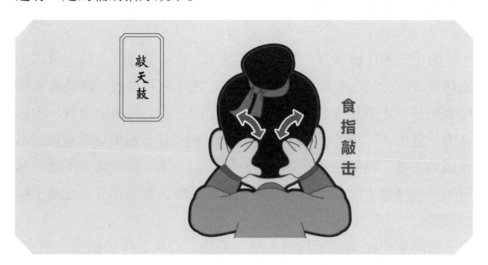

操作方法：双掌掩耳，食指、中指、无名指在后枕轻轻摩擦，耳中闻擂鼓之声约 1 分钟，继用三指轻轻敲击后枕部位 36 下。

第二节 针灸科医师教您穴位保健

《素养》第八条指出：中医保健五大要穴是膻中、三阴交、足三里、涌泉、关元。下面会介绍这几个要穴分别适宜的保健方法，同时其他几个特别常用的穴位如合谷、太冲、神阙，也一并介绍。

一、按揉六个保健穴位

人体经穴甚多，就像之前所提及的，这些经穴就像人体上的按钮，调整相应的按钮就可以治疗相应的疾病，然腧穴有深浅，疾病有轻重，穴位按揉只是在一定程度上可以达到一定的治疗目的，不能替代更不能代表针刺的疗效。

（一）膻中

膻中穴为任脉腧穴，与气海穴共主人体一身之气，故而可用于人体所有与"气"失调相关的病症中。膻中穴很好找，两乳头连线中点就是。大家日常总会因为各种各样的不顺心的事而生气，中医认为"怒伤肝"，生气不仅伤肝，还会影响身体气机的正常运行，出现诸如头痛、胸闷胸痛、胃痛、肚子痛，心悸心慌等诸多不适。这时不妨按摩膻中穴。膻中穴有理气活血通络，宽胸理气，止咳平喘的功效。

按摩膻中主要用于胸痹心痛、心悸、心烦、呼吸困难、咳嗽、气喘、呃逆等心肺疾病，此外尚可用于治疗产妇缺乳、乳腺炎等。

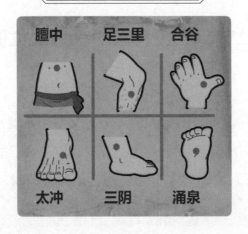

人体六个保健穴位

操作方法：用中指端垂直按揉，每次揉50～100下，每天早晚各按揉1次，力度不用太大，以感受到酸、胀、痛即可。

（二）足三里

在人体的360多个经穴中，具有保健养生作用的首推足三里穴，因此它也被人们称为"保健穴"和"长寿穴"。此穴位于人体小腿前外侧，外膝眼下三寸（大概手掌平放时四指合并的长度）的位置。足三里穴有健脾和胃、扶正培元、祛病延年的功效。经常按压足三里穴能调节胃液分泌，增强消化系统的功能，并能提高人体的免疫功能、延缓衰老。故古人有"常按三里穴，胜吃老母鸡"的说法。

按摩足三里穴主要治疗的疾病有：胃痛、呕吐、呃逆、泛酸、嗳气、肠炎、痢疾、便秘、胃或十二指肠溃疡、急性胃炎、胃下垂、肝炎、胆囊炎、胆结石、肾结石绞痛等，此外对糖尿病、高血压等也有辅助治疗作用。

操作方法：垂直用力，向下按压，按而揉之。其余四指握拳或张开起支撑作用，以协同用力。让刺激充分到达肌肉组织的深层，产生酸、麻、胀、痛和走窜等感觉，持续数秒后，渐渐放松，如此反复操作15分钟即可。

（三）四关穴（合谷穴、太冲穴）

四关穴即合谷穴、太冲穴的总称。合谷穴位于第1、2掌骨之间，也就是俗称的"虎口"。太冲穴位于足背第1、2跖骨之间。合谷穴与太冲穴都是人体的重要保健穴位，两穴合称为"四关穴"，意即人体生命的关口。

合谷穴是人体的一个止痛要穴，对于牙齿疼痛、牙龈疼痛、三叉神经痛、腹痛、痛经等均有很好的止痛效果。另外，中医上讲"面口合谷收"，因此面部神经麻痹、口眼歪斜、青春痘、眼睛疲劳等都可以选合谷穴。

太冲穴属于足厥阴肝经，肝是主管疏泄功能的，也就是主管人体气机的通行，是主气的。太冲穴可调理气血，治头晕目眩、中风、疝气等。

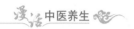

合谷和太冲同时按揉，中医上叫"开四关"，由于合谷、太冲分别属于阳明大肠腑经和厥阴肝脏经，两者一阴一阳，一腑一脏，相辅相成，善于通调人体全身气血，对于高血压患者及易生闷气、发脾气的人群有较好的通调作用。

操作方法：指关横纹对准虎口，下按，拇指落下处就是合谷穴，用指关往下点揉的方式每次按揉 50～100 下，每日 2 次，太冲按揉方式与合谷相同。

注意：本组穴位刺激下会引起子宫收缩，孕妇慎用！

（四）三阴交

三阴交穴，位于小腿内侧，足内踝尖上 3 寸（约四根手指横着的宽度）。是人体足太阴脾经、足少阴肾经、足厥阴肝经三条阴经相交汇的部位，故名三阴交。此穴对于妇科疾病甚有疗效，但凡经期不顺、白带、月经过多或过少、经前综合征、更年期综合征等，皆可治疗；又因此穴乃三条阴经交会之处，因此应用广泛，除可养血健脾外，也可调肝补肾。亦有安神之效，可帮助睡眠。

三阴交主治脾胃虚弱、消化不良、腹胀肠鸣、腹泻、月经不调、崩漏、带下、闭经、子宫脱垂、难产、产后血晕、恶露不尽、遗精、阳痿、水肿、小便不利、遗尿、膝脚痹痛、脚气、失眠、湿疹、荨麻疹、神经性皮炎、高血压病等。三阴交也是是治疗男子性功能障碍最常用的穴位之一。因此，经常用手指按摩此穴可增强男子性功能。

操作方法：每天晚上 9～11 点，三焦经当令之时，按揉两条腿的三阴交各 15 分钟。

（五）涌泉

涌泉穴，位于足底前部凹陷处第 2、3 趾趾缝纹头端与足跟连线的前 1/3 处，为肾经首穴。中医古语说："若要身体安，涌泉常温暖。"每日坚持推搓涌泉穴，可使人精力旺盛，体质增强，防病能力增强。据统计，推搓涌泉穴可以防治老年性的哮喘、腰腿酸软无力、失眠多梦、神经衰弱、头晕、头痛、高血压、耳聋、耳鸣、大便秘结等五十余种疾病。

操作方法：每天晚上 7 ~ 9 点，肾经当令之时，按揉双足底涌泉穴各 15 分钟。可同时配合搓揉足趾，以双足发热为佳。

以上六个穴位，除了具有文中所述的主治作用，他们还有一个共同点就是可以抗衰老，故而在没有疾病的情况下亦可坚持按摩以延缓衰老延年益寿。其他如肾俞、命门、内关、外关、劳宫、上巨虚、下巨虚、地机、十七椎、阳陵泉等很多经穴都可以进行经穴按摩来治疗相应疾病。

二、灸法常用三大穴

灸法种类繁多，方法各异，简单概之可分为直接灸和间接灸。直接灸主要是艾炷灸，间接灸有隔物灸和艾条灸。日常保健灸法多采用艾条灸，因其使用方便，温度也便于控制。《素养》第十二条指出：艾灸可以行气活血、温通经络。要注意的是，灸法不是普遍适用于所有人，需要据体质而别，阳虚、气虚、痰湿、特禀体质的人群适合，气郁、血瘀、湿热、阴虚体质需在医生指导下使用。

保健灸法最常用三大穴：神阙、关元、足三里。

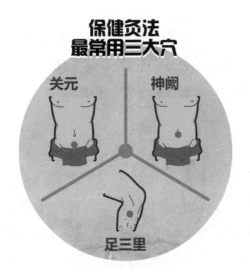

（一）神阙

神阙穴即俗称的"肚脐眼"，是人体上结构最特殊、定位最明确的腧穴。神阙穴既与奇经八脉及十二经脉相连，也通过十二经脉与五脏六腑和全身相通。其特殊性及与整体联系的广泛性是其他任何体穴无法比拟的。《医宗金鉴》中明确指出神阙穴能"主治百病"。山东中医药大学高树中教授自20世纪90年代即开始了对脐疗的研究，他们经过长期的临床摸索和相关课题成果的总结，目前认为艾灸神阙穴对于胃肠病、妇科病、男性病、衰老性疾病等方面疗效最为确切。

艾灸神阙穴的主治疾病：①可苏阳回厥、息风固脱，故而对虚脱、昏厥、中风昏迷等急症，有回阳救急之功，且长期艾灸神阙穴可预防中风；②可健脾和胃、升清降浊，对于胃痛、腹泻，尤其遇冷即泻有非常好的调整作用；③可调理冲任、温补下元，临床上可用于遗精、阳痿、早泄及妇女月经不调、痛经、崩漏、带下、滑胎不孕等疾患，收效颇佳；④可敛汗安神，固精止带，故而可用于治疗自汗、盗汗、遗精、滑精等；⑤艾灸神阙穴除了具有较好的调理作用外尚能扶正祛邪，延缓衰老，故可用于抗衰老。

艾灸神阙穴时，一般不宜直接灸，需在肚脐内填一些食盐进行隔盐灸。食盐的用量以能填平肚脐即可，然后用艾条在肚脐上方悬灸。艾灸的时间以上午或中午为宜，每周艾灸1～2次，每次1～2小时。

（二）关元

关元穴是小肠的募穴，小肠之气结聚此穴并经此输转至皮部。它为"先天之气海"，是养生吐纳吸气凝神的地方。古人称其为人身元阴、元阳交关之处；老子称之为"玄之又玄，众妙之门"。

《内经》云："年四十阳气衰而起居乏，五十体重，耳目不聪明矣，六十阳气大衰，阴痿，九窍不利，上实下虚，涕润皆出矣。夫人之真元，乃一身之主宰，真气壮则人强，真气虚则人病，真气脱则人死。"人活一口气，气脱则人亡，故而真气、真阳对人体具有十分重要的意义，而灸法可助护真元，施灸部位则以关元最宜。

南宋窦材是针灸历史上的奇人，也是古代艾灸扶阳第一人，他极为强调人的元气、阳气对人体的重要意义，他提出：保命之法，灼艾第一，丹药第二，附子第三。极力推崇艾灸之法，他在书中记载了一则有趣的传说："绍兴年间，刘武军中步卒王超者，本太原人，后入重湖为盗，曾遇异人，授以黄白住世之法，年至九十，精彩腴润，后被擒，临刑监官问曰：汝有异术信乎？曰无也，唯火力耳，每夏秋之交，即灼关元千壮，久久不畏寒暑，累日不饥，至今脐下一块如火之暖，岂不闻土成砖，木成炭，千年不朽，皆火力也！死后刑官令剖其腹之暖处，得一块非肉非骨，凝然如石之物，即艾火之效也耳。"可见艾灸关元穴可以驻世延年。

关元穴除了作为延年益寿的保健大穴外，其主治疾病主要在泌尿生殖方面，如遗尿、尿血、尿频、尿潴留、尿道痛、痛经、闭经、遗精、阳痿；此外，对神经衰弱、失眠症、手脚冰冷、荨麻疹、精力减退、肥胖（减肥）、消瘦（增肥）等也很有疗效。

关元穴位于人体前正中线，脐下3寸处。需仰卧取穴。（食、中、环、小四指横放即为3寸）

艾灸操作：艾灸时间以上午或中午为宜。艾灸时，首先要准备一装有少许冷水的水杯，放置于身体一侧备用。被施灸者取坐位，全身自然放松，呼吸平稳，心无杂念。施灸者手持艾条，点燃后将艾条垂直于关元穴处皮肤，燃烧的艾条距离施灸部位2～3cm，以局部皮肤温热舒适为度，施灸过程若产生烫感，可适当将艾条远离施灸部位。施灸过程产生的艾灰随时磕落在一旁备用的水杯即可。

灸时要注意防止火星落在皮肤上，避免烫伤。每天或隔天艾灸一次，每次 30 分钟。

（三）足三里

孙思邈曾在他的《千金要方》中指出："若要安，三里常不干。"这句话的字面意思是如果想要身体安康，就要使足三里常常保持湿润的状态。那么，如何保持"不干"的状态呢？就是采用"化脓灸"，那就是采用艾柱直接灸足三里穴，灸时，烫伤皮肤令其起泡化脓，将愈之时再次进行化脓灸，如此反复。但是由于化脓灸会损伤皮肤，留下疤痕，且痛感较强，灸疤化脓后后续护理繁琐，故而现在多采用艾条灸。

足三里艾条灸的操作方法同关元穴，每天或隔天艾灸一次，每次 15～20 分钟。

以上便是保健灸法三大穴的简单介绍，对于健康人群而言，艾灸不必每天进行，只需在每年的夏秋季节交替之时，或者依据中医"冬病夏治"理论，在阳气偏于旺盛的三伏天进行艾灸，每次艾灸的周期为一个月，即可达到事半功倍的效果。化脓灸最好去医院找专业的针灸医师施行。

三、其他常用方法

经络养生除了上述其实还有很多的方法，比如经络刮痧、经络拔罐、经络推拿，灸法除了保健灸还有隔药灸、雷火灸、热敏灸等等，内容丰富多彩。不管是哪一种方法，万法归一，最终目的都是促进机体气血运行，促使阴阳平衡，达到有病祛病，无病防身的目的。

（一）刮痧

《素养》第十条指出：刮痧可以活血、舒筋、通络、解郁、散邪。刮痧是指通过特制的刮痧器具和相应的手法，蘸取一定的介质，在体表进行反复刮动、摩擦，使皮肤局部出现红色粟粒状，或暗红色出血点等"出痧"变化，从而达到治疗疾病的目的一种方法。刮痧疗法有活血、舒筋、通络、解郁、散邪等作用，临床多用于上呼吸道感染、中暑、咳嗽、腰背痛、面部美容以及皮肤类疾病如湿疹、牛皮癣、痤疮等疾病的治疗。刮痧疗法在我国南方比较流行，"扭痧"和近年来在一些理疗馆内比较盛行的"拍痧"均是刮痧的变种疗法，异曲同工。刮痧疗法最常用的部位为背腰部刮痧、前胸部刮痧、项部刮痧、面部刮痧等。扭痧常用部位为后项、前颈、眉心等；拍痧常用部位有双肘窝、双腘窝、胆经等。

（二）拔罐

《素养》第十一条指出：拔罐可以散寒湿、除瘀滞、止肿痛、祛毒热。拔罐是指利用燃火、抽气等方法产生负压，将特制的罐具（如竹罐、玻璃罐、塑料制抽气罐、药罐等）吸附于体表，以达到通经活络、行气活血、散寒除湿、消肿止痛、拔毒泻热等作用的疗法。

拔罐疗法分为留罐、走罐、闪罐、刺络拔罐等不同的操作方法，各有不同的适宜病症，其中留罐法最为简单，是将罐子吸拔留置于施术部位，一般留置5～10分钟；多用于风寒湿痹、颈肩腰腿疼痛。走罐法是指在施术部位和罐口涂抹一定的润滑介质，如植物油、石蜡油、万花油等，将罐吸住后，手握罐底，上下来回推拉移动数次，至皮肤潮红甚至出痧；适用于面积较大、肌肉丰厚的部位，多用于感冒、咳嗽、中暑等病症。闪罐法是罐子拔住后，立即起下，反复吸拔多次，至皮肤潮红甚或出痧，多用于面瘫等疾病。刺络拔罐法是先用梅花针或三棱针在局部叩刺或点刺出血，再拔罐，使罐内出血3～5毫升；多用于痤疮、湿疹、银屑病等皮肤疾患。

　　经络在养生保健上的重要意义，在"内经"时代就已有非常明确的认识——"经脉者，所以能决死生，处百病，调虚实，不可不通"，精辟地说明贯通上下、沟通内外、纵横交错、遍布全身的经络对于人体的重要性。经络是生命的半边天，调理经络的作用，并不仅仅在于治疗疾病，更重要的是通过经络养生来预防"未病"，从而获得更为活力的"新生"。

体质养生

——打理您体内的"生态环境"

《素养》第三十二条：体质养生即是根据不同体质的特征制定适合自己的日常养生方法，常见的体质类型有平和质、阳虚质、阴虚质、气虚质、痰湿质、湿热质、血瘀质、气郁质、特禀质九种。

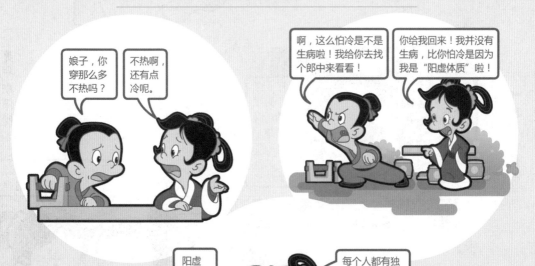

《素养》第二十一条：妇女有月经期、妊娠期、哺乳期和更年期等生理周期，养生保健各有特点。

月经期保健

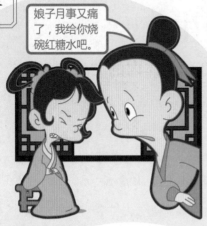

娘子月事又痛了，我给你烧碗红糖水吧。

妊娠期保健

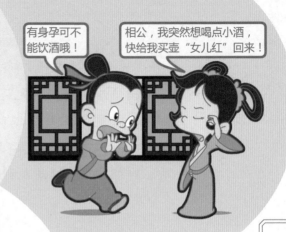

有身孕可不能饮酒哦！

相公，我突然想喝点小酒，快给我买壶"女儿红"回来！

哺乳期保健

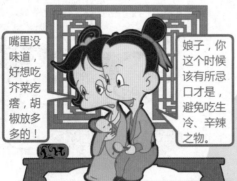

嘴里没味道，好想吃芥菜疙瘩，胡椒放多多的！

娘子，你这个时候该有所忌口才是，避免吃生冷、辛辣之物。

更年期保健

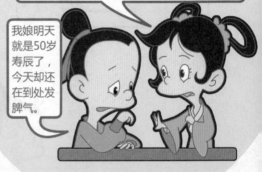

女性七七四十九属于"天癸竭"，常有烦躁、潮热、失眠哦，尽量不要惹她老人家生气才是。

我娘明天就是50岁寿辰了，今天却还在到处发脾气。

《素养》第二十三条：人老脚先老，足浴有较好的养生保健功效。

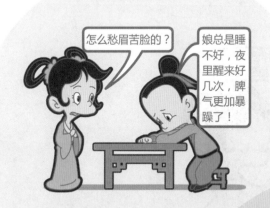

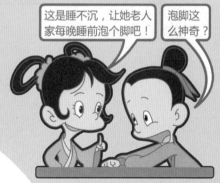

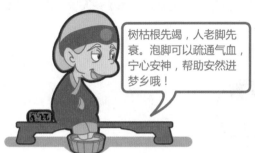

《素养》第二十六条：小儿喂养不要过饱。

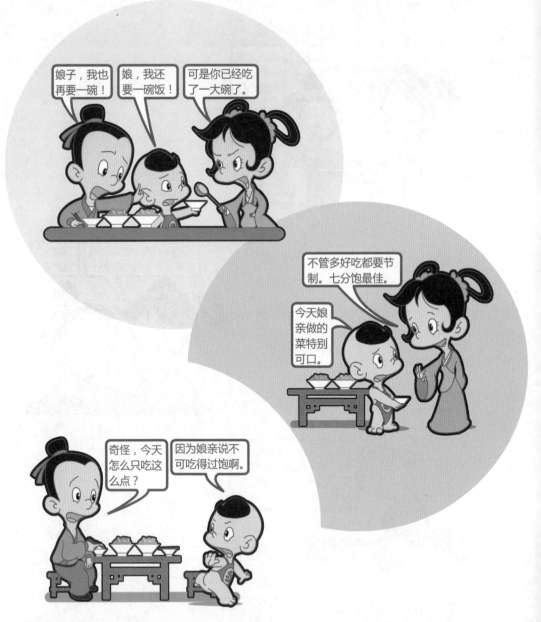

　　为什么我连喝水都胖，别人天天吃肉都长不胖？有什么药能把我脸上的痘弄下去？为什么我反复地感冒，一次刚好，一次又来？为什么我到了夏天都开不了空调，还一喝凉水就拉肚子？为什么我总是有气无力，病了吗？会死掉吗？为什么……？

　　相信您也问过类似的问题吧？很困惑是吧？

　　其实这一切都与您的体质有关。体质现象是人类生命活动的一种重要表现形式，它与健康和疾病密切相关。

第一节　体质，一种奇妙的生命现象

一、人类是如何发现"体质"的

　　早在人类医学的起源时期，古代医家就已经发现了"体质"这种奇妙的生命现象。在西方，古希腊的"医学之父"希波克拉底提出"体液说"，认为人体内有 4 种"体液"——血液、黏液、黄胆汁和黑胆汁，不同的体液构成比例使得每个人"体质"都不一样。而在东方，中医对体质的论述始于 2200 年前的《内经》，在这部被称为"中医学之始祖"的巨著中，同样找到了许多对人体体质的论述。

　　也就是说，古代中、西医医家，都不约而同的观测到了"体质"这种奇妙生命现象，这仅仅只是巧合么？

二、现代科学验证："体质"确实存在

　　20 世纪 70 年代，以国医大师王琦为代表的中医学者开始了对

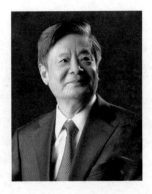

体质九分法创始人 国医大师王琦

体质的探索。历经30余年，通过大量的文献探索、临床试验、蛋白组学/基因学等分子细胞研究后，现代医学工作者终于验证了"体质"这一神秘生命现象的确存在，且对人类的生命健康发挥着重大的影响。

而这一划时代的发现，也极可能成为人类攻克疾病、保持健康的全新突破口。

三、体质，究竟是什么

体质的概念：是指人体生命过程中，在先天禀赋和后天获得的基础上所形成的形态结构、生理功能和心理状态方面综合的、相对稳定的固有特质。它具有个体差异性、群类趋同性、相对稳定性和动态可变性等特点。

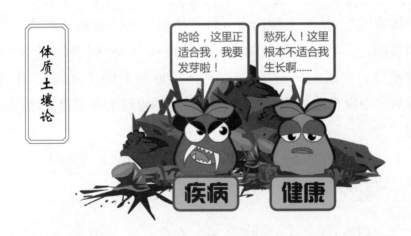

中国有句古话，橘生淮南则为橘，生于淮北则为枳，这说明了同一种农作物在不同的土壤等生态环境下不同的生长特点和最终结

局。如果我们把健康和疾病都比做种子，那么我们的体质就是土壤。"健康"的种子当然只有在肥沃优良的土壤中才能够苗壮成长，如果土壤质量变得恶劣，"健康种子"就会夭折。而恰恰相反，"疾病种子"则格外喜欢恶劣的环境，土壤越是贫瘠，生态环境越是恶劣，"疾病种子"则生长的越是苗壮。

四、治病还是调体

治病，就是治疗已经发生的疾病。在各种因素的作用下，我们体内生态环境开始恶化，"疾病种子"开始发芽。于是我们忙不迭用各种药物、手术等强硬手段去消灭疾病。这种方式粗暴、简单，但确实也非常有效果。但不可忽视的是，各种药物和手术在杀灭疾病的同时，也给生态环境留下了各种"污染"。随着生态环境的逐步恶化，"疾病种子"越来越容易发芽，各种治疗手段也不可避免的一次次频繁使用。在这样的恶性循环中，人体内的生态环境逐渐恶劣，乃至崩溃。

调理体质，即是调理体内的生态环境。中国有个成语叫做"釜底抽薪"，把柴火从锅底抽掉，才能使水停止沸腾。同样的道理，既然是生态环境的失衡最终导致了灾害（疾病）的发生，那么反过来，恢复人体生态环境的平衡，那就自然杜绝了灾难产生的原因、疾病滋生的土壤。疾病失去了"靠山"，从而变得脆弱，容易被发现，容易被消灭，而消灭后也难以"卷土重来"（复发）。

五、我的体质为何是这样的

许多朋友常为自己的体质而愤愤不平，为什么别人可以拥有相对健康的平和质，而我却怎么倒霉地摊上了各种偏颇体质呢？体质究竟从何而来？

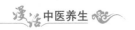

实际上，每个人的体质都是由于先天因素和后天因素所决定。

先天因素，即一个人类个体与生俱来的禀赋特性，包括人种特点、家族遗传、婚育因素等，这些先天因素极大影响着未出生的小生命的"初始体质特点"。后天因素，即一个生命个体在出生后所经历的自然环境、饮食营养、生活起居、精神情志、疾病损害、药物治疗等因素，这些后天因素也对体质的发展和变化具有重要影响。

体质秉承于先天，得养于后天，在先天不利因素已难以改变的前提下，后天的调养则变得尤为重要。

第二节　中医体质学，解码体质与疾病的奥秘

中医体质学是一门以"体质"为核心研究对象、拥有严谨知识理论体系的基础医学学科。中医体质学从科学的角度，解释了"体质是怎么一回事儿"。

一、体质可以客观分类

每个人的体质都不完全相同，有些人彼此之间体质特点差别较大，可谓是"人各有质"；而有些人彼此之间的体质特点虽不完全相同，但却有许多的共同之处，可谓是"大同小异"。那么，是否可以将这些彼此之间区别较大的体质划分为不同的类别，同时，将这些"大同小异"的体质归纳为一个类别呢？

中医体质学学者们经过了30余年的探索后，提出了中医体质九分法，即：通过不同人类个体的形体特征、外在表现、心理特征、

发病倾向、对外界环境适应能力，将中国人的体质类型分为平和质、阳虚质、阴虚质、气虚质、痰湿质、湿热质、血瘀质、气郁质、特禀质九个类型。除了相对健康倾向的平和质之外，其余八种相对不健康倾向的体质都统称"偏颇体质"。偏颇，即偏离正常之意，人体器官功能运行偏离了正常的轨道，是为偏颇体质。

体质九分法是脱胎于中国传统医学精华，经由现代科技手段进行整合、验证和推演研究，最终形成的全新划时代健康解决方案，可以说是中医学献给人类医学的一份宝贵礼物。

二、体质类型影响疾病的倾向性

不同的土壤会催生不同的种子发芽，同一粒种子在不同的土壤中也会出现不一样的生长状态，这种"土壤－种子学说"很好地解释了体质和疾病的相关性，如：高血压、糖尿病、高脂血症、中风等一系列疾病与九种体质中的痰湿质密切相关，痰湿体质就成为这些疾病的"共同土壤"。

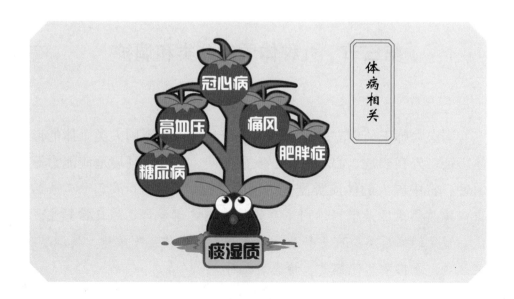

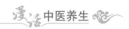

由于疾病与我们的体质类型密切相关，所以我们可以通过体质辨识来"预测"距离我们较近的高危疾病并加以预防；如您正处于疾病中或病后，也可以通过体质辨识指导疾病的治疗、康复和预防复发。

三、人的体质既具有稳定性，又具有可变性

人的体质具有稳定性，在较短时间内难以出现显著的改变。如果您拥有了一种好的体质，只要注意维护，往往能受用终生；而某种偏颇体质一旦形成，则会像牛皮糖一样牢牢地黏附于您，想要去除尤为不易。所以，调理体质要"趁早"，在一种偏颇体质形成前就应该及时去打破其形成趋势；同时，在年纪尚轻的时候，就应争取获得一种好的体质来"打底"，为您未来漫长的人生历程来保驾护航。

体质具有稳定性，但也具有可变性。平和质如果长时间受到不利因素刺激，"保鲜期"也会变得十分有限；另一方面，即便是偏颇体质者，如果坚持进行长期体质调理，也可以使体质偏颇状态得到改善。

第三节　九种体质的分类和调护

国医大师王琦创立的中医体质九分法，根据不同人类个体的形体特征、外在表现、心理特征、发病倾向、对外界环境适应能力等属性，将中国人的体质类型分为九个类型。《素养》第三十二条指出：体质养生即是根据不同体质的特征制定适合自己的日常养生方法，常见的体质类型有平和质、阳虚质、阴虚质、气虚质、痰湿质、湿热质、血瘀质、气郁质、特禀质九种。

一、平和质

平和，即代表阴阳平衡，气血调和，是人体的一种相对健康的状态。

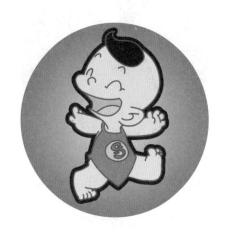

（一）平和质特征

形体特征：体重适中，体形匀称，无明显驼背，面色、肤色、唇色润泽，目光有神，嗅觉灵敏，精力充沛。

常见表现：睡眠、饮食良好，大小便正常，无明显不适。

心理特征：性格随和开朗。

适应能力：对周围环境适应能力较强，气候冷热干湿变化能够较好适应。

易患疾病：平素患病较少。

舌苔脉象：舌色淡红，苔薄白，脉和缓有力。

随着社会的发展和生活节奏的加快，平和质在人群中的比例正越来越少。而在不良的生活环境和生活方式作用下，平和质也可能会逐渐的向偏颇体质进行转变。所以，保持平和体质，并不是一件轻松的事情。

（二）如何保持平和体质？膳食、起居、运动、情志头头顾

膳食方面，应注意节制，不要过饥过饱、暴饮暴食；不要常吃过冷或过热的食物；杜绝不洁净的食物；粗细粮食合理搭配，多吃五谷杂粮、蔬菜瓜果；少食过于油腻或辛辣之物；不吸烟酗酒。

起居方面，不宜过度疲劳；饭后宜缓行百步，不宜食后即睡；作息应有规律，应劳逸结合，保持充足的睡眠时间。

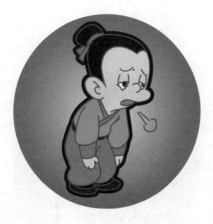

运动方面，应根据年龄和性别参加适度的体育锻炼，如年轻人可适当跑步、打球，老年人可适当散步、太极拳等。

情志方面，应保持乐观开朗的情绪，积极进取，节制偏激情感，及时消除生活中不利事件对情绪的负面影响；可根据个人爱好，选择弹琴、下棋、书法、绘画、听音乐、阅读、旅游、种植花草等放松心情。

二、气虚质

气虚，就是体内的"气"不足，以乏力、短气等"少气"症状为主要特征一种体质。

（一）气虚质特征

形体特征：肌肉不健壮、松软不实，面色白，目光少神，唇色、毛发缺乏光泽。

常见表现：怕风，容易出汗，容易反复感冒；体倦乏力，精神疲惫，腰膝酸软，有疲劳综合征倾向；头晕，健忘；语声低沉，患病则气短懒言、咳喘无力。

心理特征：性格内向，情绪不稳定，胆小。

适应能力：不耐受寒邪、风邪、暑邪、湿邪。

易患疾病：感冒、疲劳综合征、胃下垂、直肠脱垂、营养不良、贫血、神经性尿频、窦性心律过缓、重症肌无力；女性如患生殖道脱垂、流产等病则康复缓慢。

舌苔脉象：舌淡胖边齿痕，脉虚缓。

气是构成人体并维持人体生命的基本物质之一，具备有温煦、推动、固摄、防御、滋润营养和气化等多种生理作用。气虚体质者就如同瘪了的气球，急需重新"充气"。

（二）气虚质，如何补气

1. 膳食疗法

具备健脾补气作用的食物尤其适合气虚质者食用，如粳米、糯米、小米、黄米、大麦、山药、红薯、马铃薯、胡萝卜、黄豆、白扁豆、香菇、大枣、豆腐、鸡肉、鹅肉、兔肉、鹌鹑、牛肉、狗肉、青鱼、鲢鱼、黄鱼、比目鱼、刀鱼、蜂蜜等。

另一方面，某些食物不但没有补气的功效，反而会"耗气"，进一步消耗体内本就亏虚的气机，如空心菜、生萝卜、槟榔等。对于这些食物，气虚质的朋友自然要敬而远之；同时，也不宜多食生冷苦寒、辛辣燥热的食物。

> 药膳：黄芪童子鸡。
>
> 材料：童子鸡1只，生黄芪9克，葱、姜、盐、黄酒适量。
>
> 做法：童子鸡洗净，用纱布袋包好生黄芪9克，取一根细线，一端扎紧纱布袋口，置于锅内，另一端则绑在锅柄上。在锅中加姜、葱及适量水煮汤，待童子鸡煮熟后，拿出黄芪包。加入盐、黄酒调味，即可食用。
>
> 功效：益气补虚。

2. 起居调养

起居应规律，避免熬夜或过度劳累，尤其在夏天的中午应适当休息，保持充足睡眠；平时注意保暖，避免劳动或激烈运动时出汗受风；居室环境应采用明亮的暖色调。

3. 运动保健

（1）八段锦：在做完全套八段锦动作后，将"两手攀足固肾腰"和"攒拳怒目增力气"各加做1～3遍，可起到补脾益气的效果。

（2）提肛法：全身放松，注意力集中在会阴肛门部。首先吸气收腹，收缩并提升肛门，停顿 2～3 秒之后，再缓慢放松呼气，如此反复 10～15 次。可有效防止脏器下垂。

4.情志调摄

宜保持稳定乐观的心态，不可过度劳神；多参加有益的社会活动，多与别人交谈、沟通，以积极进取的态度应对生活；宜欣赏节奏明快的音乐，如笛子曲《喜相逢》等。

三、阳虚质

阳虚质，就是体内阳气不足，以怕冷等"虚寒"表现为主要特征的一种体质。

（一）阳虚质特征

形体特征：形体白胖，肌肉不健壮。

常见表现：畏冷（多见于胃脘、背部、腰膝部），手足不温，喜热饮食，精神不振，睡眠多，面色苍白，大便溏薄，小便清长。

心理特征：性格多沉静、内向。

适应能力：耐夏不耐冬；易感风、寒、湿邪。

易患疾病：感冒、慢性胃肠道疾病、水肿、哮喘、心律失常、甲状腺功能减退症、性功能低下、风湿性关节炎等。

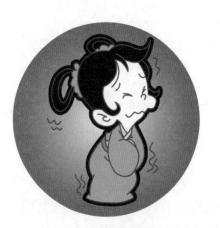

舌苔脉象：舌淡胖嫩边齿痕，脉沉迟而弱。

阳气有温煦肢体、脏腑的作用，可以说是人体的"保暖器"；同时，阳气也是人体进行各种生命活动的源动力，是人体的"发动机"。阳气虚，则需温阳。

（二）阳虚质，如何温阳

1.膳食疗法

宜选用甘温补脾阳、温肾阳为主的食物，如羊肉、牛肉、鸡肉、带鱼、黄鳝、虾、刀豆、韭菜、茴香、核桃、栗子、芫荽、葱、蒜、腰果、松子、红茶、胡椒、生姜等。另外，补阳食物均为温热之性，如果不加节制的进补，则很容易"补过头"，出现口角糜烂、尿黄、牙痛、咽喉痛等一系列上火的症状，故而补阳还须有节制。

阳虚质应少食生冷、苦寒、黏腻、易损伤阳气食物，如田螺、螃蟹、海带、紫菜、芹菜、苦瓜、冬瓜、西瓜、香蕉、柿子、甘蔗、梨、绿豆、藕、蚕豆、绿茶、荸荠、冷冻饮料等，即使在盛夏也不要过食寒凉之品。

药膳：当归生姜羊肉汤。

材料：当归 20 克，生姜 30 克，羊肉 500 克，黄酒、食盐等适量。

做法：当归、生姜用水浸软，切片；羊肉剔去筋膜，水烫除去血水后捞出。当归、生姜、羊肉放入砂锅中，加入清水、黄酒，旺火烧沸后撇去浮沫，再改用小火炖至羊肉熟烂，加入盐及其它调味品食用。

功效：温中补血，祛寒止痛，特别适合冬季食用。

2.起居调养

居住环境以温和的暖色调为宜，不宜在阴暗潮湿寒冷的环境下长期工作和生活，同时应保持空气流通；在阳光充足的情况下适当进行户外活动。

夏季则应避免长时间呆在空调房间，可在自然环境下纳凉，但不要睡在穿风的过道上及露天空旷之处；注意足下、背部、膝盖及下腹部丹田部位的防寒保暖。

保持足够的睡眠；睡觉前尽量不要饮水，睡前将小便排净；白天保持一定活动量，避免打盹瞌睡；可适当洗桑拿、温泉浴。

3.运动保健

可做舒缓柔和的运动，如慢跑、散步，太极拳、广播操；夏天不宜做剧烈的运动以免大汗淋漓，损伤阳气；冬天避免在大风、大寒、大雪及空气污染的环境中锻炼，以免感受寒湿之邪而损伤阳气。

4.情志调摄

多与别人交谈、沟通；宜保持积极向上的心态，对待生活中的不利事件，要从正反两方面分析，及时消除情绪中消极因素；平时可多听一些激扬、高亢、豪迈的音乐以调动情绪，防止悲忧和惊恐。

四、阴虚质

阴虚质，就是体内阴液亏少，以"燥、热"等虚热表现为主要特征的一类体质。

（一）阴虚质特征

形体特征：形体瘦长。

常见表现：手足心热，口燥咽干，鼻干，眼干，皮肤干，大便干燥，口渴喜冷饮。

心理特征：性情急躁，外向好动，活泼。

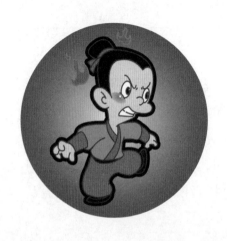

适应能力：耐冬不耐夏，不耐受暑、热、燥邪。

易患疾病：复发性口疮、慢性咽炎、三叉神经痛、习惯性便秘、干燥综合征、肺结核病、支气管扩张、甲状腺功能亢进症、系统性红斑狼疮、女性更年期综合征等。

舌苔脉象：舌红少津少苔，脉细数。

"阴"是对人体内精、血、津、液等各种"液体"成分的通称，是人体的能源物质，就如同汽车的汽油一样。另一方面，"阴"具有濡润滋养的作用，是人体的"保湿剂""润滑油"。阴虚质者就如同一片干裂的土地，急需滋润、灌溉。

（二）阴虚质，如何滋阴

1.膳食疗法

可多食猪瘦肉、鸭肉、龟、鳖、绿豆、赤小豆、海蜇、荸荠、蜂蜜、芝麻、海参、甘蔗、银耳、百合等甘凉滋润的"补阴"之品。另外，补阴的食物多有滋腻的性质，过度食用容易出现生湿、腻滞的副作用，常表现为苔腻、多痰、腹胀、便稀等，故补阴也须有节制，不可过度。

阴虚质应少食温燥、辛辣、香浓的食物如羊肉、狗肉、韭菜、茴香、辣椒、葱、蒜、葵花子、酒、咖啡、浓茶、荔枝、龙眼、樱桃、杏、大枣、核桃、栗子等。

药膳：莲子百合煲瘦肉。

材料：莲子20克，百合20克，瘦猪肉100克。

做法：上三味加水适量同煲，肉熟烂后用盐调味食用。

功效：清心润肺、益气安神。适用于阴虚质见干咳、失眠、心烦、心悸等症食用。

2.起居调养

起居应有规律，中午保持一定的午休时间，避免熬夜，睡好"子午觉"；睡前不要饮茶、锻炼和玩手机；居住环境应安静；避免剧烈运动和高温酷暑下工作，注意防晒，保持皮肤湿润，宜选择选择蚕丝等清凉柔和的衣物；不宜洗桑拿、泡温泉；节制房事；戒烟酒。

3.运动保健

宜做中小强度的运动项目；锻炼时要控制出汗量，及时补充水分；皮肤干燥甚者，可多游泳；避免在炎热的夏天或闷热的环境中运动。

可选择八段锦，在做完八段锦整套动作后将"摇头摆尾去心火"和"两手攀足固肾腰"加做 1 ～ 3 遍；也可选择太极拳、太极剑、气功等动静结合的传统健身项目。

4. 情志调摄

宜加强自我修养、克制情绪、培养自己的耐性；遇事冷静，尽量减少与人争执、动怒，不宜参加竞争胜负的活动；可在安静、优雅环境中练习书法、绘画怡情悦性等；有条件者可以选择在环境清新凉爽的海边、山林旅游休假以寄情山水、陶冶情操；宜欣赏曲调轻柔、舒缓的音乐，如舒伯特《小夜曲》等。

五、痰湿质

痰湿质，就是体内痰湿凝聚，以"油、黏、腻"表现为特征的一类体质。

（一）痰湿质特证

形体特征： 体形肥胖，腹部肥满松软；面黄胖暗，眼泡微浮。

常见表现： 多汗且黏，皮肤油多，容易困倦，身重不爽，喜食肥甘甜腻，口黏腻或甜，胸闷痰多，大便正常或不实，小便不多或微浑。

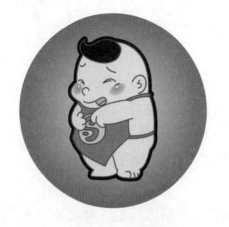

心理特征： 性格偏温和、稳重、恭谦，多善于忍耐。

适应能力： 对梅雨季节及湿环境适应能力差。

易患疾病： 高血压、糖尿病、肥胖症、高脂血症、痛风、冠心病、代谢综合征、脑血管疾病等。

舌苔脉象： 舌苔白，腻脉滑。

正常状态下，水液在人体中通畅无阻的循环流动。而在痰湿体质者体内，水液循环不再通畅，出现了"积水"（痰湿停聚），故而形态臃肿、肥胖。所以，痰湿体质，重在"排水"。

（二）痰湿质，如何"排水"

1. 膳食疗法

宜选用辛温燥湿、淡渗利湿和化痰散结的食物如冬瓜、白萝卜、薏苡仁、赤小豆、荷叶、山楂、生姜、荠菜、紫菜、海带、鲫鱼、鲤鱼、鲈鱼、文蛤等。

> 少食肥、甜、油、黏（腻）食物。
>
> 药膳：荷叶粥。
>
> 材料：干荷叶 30g，粳米 60g。
>
> 做法：干荷叶揉碎，与粳米同放锅中，共熬成粥。
>
> 功效：祛湿降浊。

2. 起居调养

保持居住环境干燥，衣着应透气散湿，以棉、麻、丝等透气散湿的天然纤维为佳，尽量保持宽松，有利于汗液蒸发祛湿气；平时多进行户外活动，经常晒太阳或进行日光浴；在湿冷的气候条件下，应减少户外活动避免受寒淋雨；早睡早起，不要过于安逸，贪念床塌，以免气滞生痰酿湿；晚上睡觉枕头不宜过高，防止打鼾加重。

3. 运动保健

应长期坚持运动锻炼，如散步、慢跑、乒乓球、羽毛球、网球、游泳、武术，以及适合自己的各种舞蹈，强度应根据自身的状况循序渐进；如果体重过重、膝盖受损，可选择游泳；不宜在阴雨季节、天气湿冷的气候条件下运动。

4. 情志调摄

宜多参加社会活动，培养广泛的兴趣爱好；保持心境平和，及时消除不良情绪；节制大喜大悲；宜欣赏激进、振奋的音乐，如二胡《赛马》等。

六、湿热质

湿热质，就是"湿和热"蕴集于体内，以湿热错杂表现为主要特征的一类体质。

（一）湿热质特征

形体特征： 形体偏胖或偏瘦，面垢油光。

常见表现： 易生痤疮、口苦口干，口中异味，身重困倦，大便黏滞不畅，小便短赤，男易阴囊潮湿，女易带下量多发黄。

心理特征： 性格多变，急躁易怒。

适应能力： 对湿环境或气温偏高，尤其夏末秋初，湿热交蒸气候较难适应。

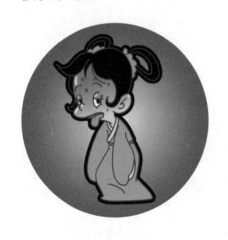

易患疾病： 寻常痤疮、疮疖、脂溢性皮炎、复发性口疮、肝炎、痔、痛风、慢性膀胱炎、胆结石、胆囊炎、非特异性溃疡性结肠炎、男性前列腺炎等。

舌苔脉象： 舌质红苔黄腻，脉滑数。

湿热体质同时存在湿和热两种病理产物，热夹湿而入，湿郁而化热，两者相互搏结，"狼狈为奸"，形成了湿热错杂的体质状态。故而调理湿热体质，须双管齐下，将湿、热这对"坏搭档"请出体外。

（二）湿热质，如何清热又利湿

1. 膳食疗法

宜选用甘寒或苦寒的清利化湿食物，如绿豆（芽）、绿豆糕、绿茶、空心菜、苋菜、丝瓜、葫芦、荸荠、芹菜、黄瓜、苦瓜、西瓜、冬瓜、薏苡仁、赤小豆、马齿苋、藕等；可喝苦丁茶、荷叶茶、绿茶。

少食羊肉、狗肉、鳝鱼、韭菜、生姜、芫荽（香菜）、辣椒、酒、饴糖、胡椒、花椒、蜂蜜等及火锅、烹炸、烧烤等甘酸滋腻、辛温助热的食物；应戒除烟酒。

药膳：绿豆薏米粥。

材料：生薏苡仁 40 克，绿豆 40 克。

做法：生薏苡仁、绿豆浸泡一夜，放入锅内，加适量水，用文火炖至熟，焖数分钟即可。

功效：清热利湿解毒。

2. 起居调养

居室宜干燥、通风良好，避免居住在低洼潮湿的地方，可在室内用除湿器或空调改善湿、热的环境；选择款式宽松，透气性好的天然棉、麻、丝质服装；注意个人卫生，预防皮肤病变。

保持充足而有规律的睡眠，睡前半小时不宜思考问题、看书、看情节紧张的电视节目；避免服用兴奋饮料，不宜吸烟饮酒；保持二便通畅，防止湿热积聚；盛夏暑湿较重的季节，减少户外活动时间。

3. 运动保健

适合做大强度、大运动量的锻炼，如中长跑、游泳、爬山、各种球类、武术等；夏天由于气温高、湿度大，应避免在烈日下长时间活动，选择在清晨或傍晚较凉爽时锻炼；在秋高气爽的季节，经常选择爬山登高，更有助于祛除湿热。

也可做八段锦，在完成整套动作后将"双手托天理三焦"和"调理脾胃须单举"加做 1～3 遍，每日 1 遍。

4.情志调摄

克制过激情绪,合理安排工作、学习;尽量避免烦恼,培养广泛的兴趣爱好;宜欣赏曲调悠扬的乐曲,如古筝《高山流水》等。

七、瘀血质

瘀血质,就是体内血液循环不畅,以一系列血瘀表现为主要特征的一类体质。

（一）瘀血质特征

形体特征：胖瘦均见,瘦人居多。

常见表现：肤色晦黯,有色素沉着,易出现瘀斑,口唇黯淡或紫,眼眶暗黑,易患疼痛,发易脱落,肢体麻木,女性多见痛经、闭经等。

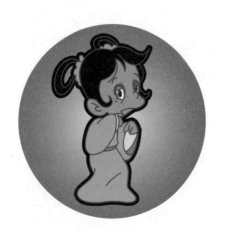

心理特征：易烦,急躁健忘。

适应能力：不耐受风邪、寒邪。

易患疾病：血小板减少性紫癜、冠心病、脑血管疾病、血管神经性头痛、肿瘤；女性：黄褐斑、闭经、功能性子宫出血等。

舌苔脉象：舌质暗有瘀点瘀斑,脉象细涩或结代。

瘀血形成的原因,往往是由于气虚、气滞、血寒、血热或外伤等各种原因造成的气血运行不畅或内出血。故而瘀血体质的调理,在"活血"的大方针下,还应视情加以益气、行气、温阳、凉血等手段。

（二）瘀血质,如何活血

1.膳食疗法

可多食黑大豆、海藻、海带、紫菜、萝卜、胡萝卜、金橘、橙、柚、桃仁、李、山楂、醋、玫瑰花、绿茶等具有活血、散结、行气、舒肝解郁作用的食物；还可少量饮用葡萄酒、糯米甜酒，有助于促进血液运行，但高血压和冠心病等患者不宜饮用；女性月经期间慎用活血类食物。

少食收涩、寒凉、冰冻之物如乌梅、柿子、石榴、苦瓜、花生米；以及高脂肪、高胆固醇、油腻食物如蛋黄、虾、猪头肉、猪脑、奶酪等。

> 药膳：黑豆川芎粥。
>
> 材料：川芎 10g，黑豆 25g，粳米 50g。
>
> 做法：川芎用纱布包裹，和黑豆、粳米一起水煎煮熟，加适量红糖，分次温服。
>
> 功效：活血祛瘀。

2. 起居调养

居室宜温暖舒适，不宜在阴暗、寒冷的环境中长期工作和生活；衣着宜宽松，注意保暖；作息时间宜规律，可早卧早起，保持足够的睡眠；不可过于安逸，避免长时间打麻将、久坐、看电视等，以免气机郁滞而致血行不畅；保持大便通畅；宜在阳光充足的时候进行户外活动。

3. 运动保健

可进行一些有助于促进气血运行的运动项目，如太极拳、太极剑、各种舞蹈、步行健身法、徒手健身操等，以达到改善体质的目的；可选择八段锦，在完成整套动作后将"左右开弓似射雕"和"背后七颠百病消"加做 1 ～ 3 遍。

锻炼强度视身体情况而定，不宜进行大强度、大负荷运动，以防意外；避免在封闭环境中进行锻炼；瘀血质的人在运动时如出现胸闷、呼吸困难、脉搏显著加快等不适症状，应停止运动，去医院进一步检查。

4.情志调摄

及时消除不良情绪保持心情愉快，防止郁闷不乐而致气机不畅；可多听一些抒情柔缓的音乐来调节情绪；如《春江花月夜》等。

八、气郁质

气郁质，是体内气机郁滞，以神情抑郁、胀闷走痛等气郁表现为主要特征的一类体质。

（一）气郁质特征

形体特征：形体偏瘦，忧郁面貌。

常见表现：胸胁胀满，走窜疼痛、多太息，睡眠较差，健忘，大便偏干。

心理特征：性格内向不稳定，忧郁脆弱，敏感多疑，紧张焦虑，烦闷不乐，有孤独感。

适应能力：对精神刺激适应能力差；不喜阴雨天气。

易患疾病：失眠、梅核气（咽中似有梅核阻塞、咯之不出、咽之不下）、抑郁症、焦虑症、胃肠神经官能症、癔症、精神分裂症等。

舌苔脉象：舌淡红苔薄白，脉弦细。

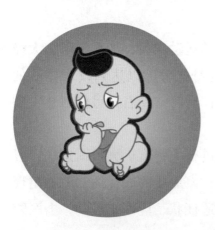

在正常情况下，"气"在我们的体内顺畅无阻的流动，维持着人体正常的生理机能。气的运行一旦出现阻塞，则为气郁。正如马路上常有交通拥堵一样，对于气郁质者来说，体内的气也时常"堵车"，需要及时进行疏通，让交通重新恢复通畅。

（二）气郁质，如何行气

1. 膳食疗法

多食小麦、蒿子杆、芫荽、葱、黄花菜、海带、海藻、萝卜、金橘、山楂、槟榔、菊花、茉莉花、玫瑰花等具有行气、解郁、消食、醒神作用的食物。

少食收敛酸涩的食物，如石榴、乌梅、青梅、杨梅、草莓、杨桃、酸枣、李子、柠檬、南瓜、泡菜等。

> 药茶：三花茶。
>
> 材料：茉莉花、菊花、玫瑰花各 3 克。
>
> 做法：沸水冲泡，代茶饮。
>
> 功效：行气解郁。

2. 起居调养

尽量增加户外活动和社交，防止一人独处时心生凄凉；居室保持安静，宜宽敞、明亮；平日保持有规律的睡眠，睡前避免饮用茶、咖啡和可可等饮料；衣着宜柔软、透气、舒适。

3. 运动保健

应尽量增加户外运动，坚持做较大强度、较大负荷的"发泄式"锻炼，如跑步、登山、游泳、打球、武术等。多参加群众性的体育项目，如打球、跳舞、下棋等，以便更多地融入社会，解除自我封闭状态。

4. 情志调摄

宜乐观开朗，不苛求自己也不苛求他人；结交知心朋友，及时向朋友倾诉不良情绪，寻求朋友的帮助；如心境抑郁不能排解时，要积极寻找原因；多参加有益的社会活动；宜欣赏节奏欢快、旋律优美的乐曲如《金蛇狂舞》等，还适宜看喜剧、励志剧，以及轻松愉悦的相声表演。

九、特禀质

特禀质，是由于先天禀赋不足，以先天生理缺陷、过敏反应等为主要特征一类体质。

（一）特禀质特证

形体特征： 无特殊或有生理缺陷。

常见表现： 常见哮喘、风团、咽痒、鼻塞、喷嚏等；患遗传性疾病者有垂直遗传、先天性、家族性特征；患胎传性疾病者具有母体影响胎儿个体生长发育及疾病特征。

心理特征： 因体质特异情况而不同。

适应能力： 适应能力差，易引发旧疾。

易患疾病： 易患哮喘、荨麻疹、花粉症及药物过敏等；遗传性疾病如血友病、先天愚型等；胎传性疾病如囟门闭合晚、小儿生长发育障碍等。

舌苔脉象： 无特殊。

特禀质是由先天遗传因素影响而形成，一般包括三种：第一种是过敏体质，具有各种过敏性疾病高倾向性；第二种是遗传病体质，具有家族遗传病史或先天性疾病；第三种是胎传体质，就是母亲在妊娠期间所受的不良影响传到胎儿所造成的一种体质。

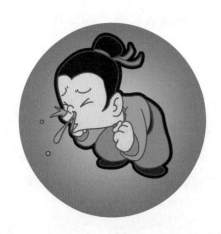

对于特禀质朋友来说，虽然"疾病种子"已先天存在，但是否发病、何时发病、发病程度、病后恢复等依然是受到后天生活方式、生活环境等因素的重要影响。故而对特禀体质的调理，重在提高人体免疫力、增强整体生理机能、规避各种致病因素，让"疾病种子"始

终保持在未发状态。

（二）特禀质，如何让疾病种子"沉睡"

1. 膳食疗法

饮食宜清淡、均衡，粗细搭配适当，荤素配伍合理。宜多食益气固表的食物，少食荞麦、蚕豆、白扁豆、牛肉、鹅肉、鲤鱼、虾、蟹、茄子、酒、辣椒、浓茶、咖啡等辛辣之品、腥膻发物及致敏物质的食物。

> 药膳：固表粥。
>
> 材料：乌梅 15g，黄芪 20g，当归 12g，粳米 100g。
>
> 做法：乌梅、黄芪、当归放砂锅中加水煎开，再用小火慢煎成浓汁，取出药汁后，再加水煎开后取汁，用汁煮粳米成粥，加冰糖趁热食用。
>
> 功效：益气养血脱敏，适合过敏体质易发皮肤过敏者食用。

2. 起居调养

居室宜通风良好，保持室内清洁，生活环境中接触的物品如枕头、棉被、床垫、地毯、窗帘、衣橱要经常洗晒，可防止对尘螨过敏；室内装修后不宜立即搬进居住，应打开窗户，让油漆、甲醛等化学物质气味挥发干净时再搬进新居；春季室外花粉较多时，要减室外活动时间，可防止对花粉敏；不宜养宠物；起居应有规律，保持充足的睡眠时间。

3. 运动保健

宜进行慢跑、散步等户外活动以增强体质；不宜选择大运动量的活动；避免春天或季节交替时长时间在野外锻炼；天冷时锻炼要注意防寒，防止感冒；运动时注意避风寒，如出现哮喘、憋闷的现象应及时停止运动。

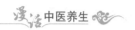

4.情志调摄

过敏体质的人因对过敏原敏感，容易产生紧张、焦虑等情绪；故而须调整心态，树立正确的健康疾病观，避免紧张等负面情绪的累积。

十、体质混杂

除了单纯体质者（只拥有一种体质）之外，许多人实际上都存在着多种体质的混杂，如既具有阳虚质的特点（如怕冷），也具备特禀质的特点（过敏），同时又有血瘀质的表现（瘀点瘀斑），这就是所谓的"混杂体质"。

混杂的多种体质中，常有一种体质占据着主导性，其余体质各自的强弱程度也有不同。各种体质相互影响，形成复杂交错的生理、病理特点。

采用专业医学手段对生命个体的体质状态进行数据化解构，包括主体质的确定、各种混杂体质的程度强弱（包括彼此之间的相互影响）等，最终解析出该个体的真实体质类型，为后续的体质调理提供核心依据，这就是中医体质辨识。

（十二）自己动手试一试——中医体质辨识（自测法）

专业中医体质辨识是一种技术性较强的中医学诊断方式，需要由具备体质学知识素养的执业中医师进行。为了便于民间推广，中华中医药学会发布了相对较为简易的《中医体质分类与判定自测表》，使用该表可对自身的体质类型状态进行自测，自测准确度整体低于专业中医体质辨识，但较为简便易行。

1.《中医体质分类与判定表》原表

《中医体质分类与判定表》共由9张量表组成，分别为平和质表、阳虚质表、阴虚质表、气虚质表、痰湿质表、湿热质表、血瘀质表、气郁质表、特禀质表，各量表包含有数量不等的问题条目。

（1）阳虚质

请根据近一年的体验和感觉，回答以下问题	没有（根本不）	很少（有一点）	有时（有些）	经常（相当）	总是（非常）
（1）您手脚发凉吗？	1	2	3	4	5
（2）您胃脘部、背部或腰膝部怕冷吗？	1	2	3	4	5
（3）您感到怕冷、衣服比别人穿得多吗？	1	2	3	4	5
（4）您比一般人受不了寒冷（冬天的寒冷，夏天的冷空调、电扇等）吗？	1	2	3	4	5
（5）您比别人容易患感冒吗？	1	2	3	4	5
（6）您吃（喝）凉的东西会感到不舒服或者怕吃（喝）凉东西吗？	1	2	3	4	5
（7）你受凉或吃（喝）凉的东西后，容易腹泻（拉肚子）吗？	1	2	3	4	5

判断结果：□是　　□倾向是　　□否

（2）阴虚质

请根据近一年的体验和感觉，回答以下问题	没有（根本不）	很少（有一点）	有时（有些）	经常（相当）	总是（非常）
（1）您感到手脚心发热吗？	1	2	3	4	5
（2）您感觉身体、脸上发热吗？	1	2	3	4	5
（3）您皮肤或口唇干吗？	1	2	3	4	5
（4）您口唇的颜色比一般人红吗？	1	2	3	4	5
（5）您容易便秘或大便干燥吗？	1	2	3	4	5
（6）您面部两颧潮红或偏红吗？	1	2	3	4	5
（7）您感到眼睛干涩吗？	1	2	3	4	5
（8）您活动量稍大就容易出虚汗吗？	1	2	3	4	5

判断结果：□是　　□倾向是　　□否

（3）气虚质

请根据近一年的体验和感觉，回答以下问题	没有（根本不）	很少（有一点）	有时（有些）	经常（相当）	总是（非常）
（1）你容易疲乏吗？	1	2	3	4	5
（2）您容易气短（呼吸短促），接不上气吗？	1	2	3	4	5
（3）您容易心慌吗？	1	2	3	4	5
（4）您容易头晕或站起时晕眩吗？	1	2	3	4	5
（5）您比别人容易患感冒吗？	1	2	3	4	5
（6）您喜欢安静、懒得说话吗？	1	2	3	4	5
（7）您说话声音无力吗？	1	2	3	4	5
（8）您活动量就容易出虚汗吗？					

判断结果：□是　　　□倾向是　　　□否

（4）痰湿质

请根据近一年的体验和感觉，回答以下问题	没有（根本不）	很少（有一点）	有时（有些）	经常（相当）	总是（非常）
（1）您感到胸闷或腹部胀满吗？	1	2	3	4	5
（2）您感到身体不轻松或不爽快吗？	1	2	3	4	5
（3）您腹部肥满松软吗？	1	2	3	4	5
（4）您有额部油脂分泌多的现象吗？	1	2	3	4	5
（5）您上眼睑比别人肿（轻微隆起的现象）吗？	1	2	3	4	5
（6）您嘴里有黏黏的感觉吗？	1	2	3	4	5
（7）您平时痰多，特别是咽喉部总感到有痰堵着吗？	1	2	3	4	5
（8）您舌苔厚腻或有舌苔厚厚的感觉吗？	1	2	3	4	5

判断结果：□是　　□倾向是　　□否

（5）湿热质

请根据近一年的体验和感觉，回答以下问题	没有（根本不）	很少（有一点）	有时（有些）	经常（相当）	总是（非常）
（1）您面部或鼻部有油腻感或者油亮发光吗？	1	2	3	4	5
（2）你容易生痤疮或疮疖吗？	1	2	3	4	5
（3）您感到口苦或嘴里有异味吗？	1	2	3	4	5
（4）您大便黏滞不爽、有解不尽的感觉吗？	1	2	3	4	5
（5）您小便时尿道有发热感、尿色浓（深）吗？	1	2	3	4	5
（6）您带下色黄（白带颜色发黄）吗？（限女性）	1	2	3	4	5
（7）您的阴囊部位潮湿吗？（限男性）	1	2	3	4	5

判断结果：□是　　　□倾向是　　　□否

（6）血瘀质

请根据近一年的体验和感觉，回答以下问题	没有 （根本不）	很少 （有一点）	有时 （有些）	经常 （相当）	总是 （非常）
（1）您的皮肤在不知不觉中会出现青紫瘀斑（皮下出血）吗？	1	2	3	4	5
（2）您两颧部有细微红丝吗？	1	2	3	4	5
（3）您身体上有哪里疼痛吗？	1	2	3	4	5
（4）您面色晦黯或容易出现褐斑吗？	1	2	3	4	5
（5）您容易有黑眼圈吗？	1	2	3	4	5
（6）您容易忘事（健忘）吗？	1	2	3	4	5
（7）您口唇颜色偏黯吗？	1	2	3	4	5

判断结果：□是　　□倾向是　　□否

（7）特禀质

请根据近一年的体验和感觉，回答以下问题	没有（根本不）	很少（有一点）	有时（有些）	经常（相当）	总是（非常）
（1）您没有感冒时也会打喷嚏吗？	1	2	3	4	5
（2）您没有感冒时也会鼻塞、流鼻涕吗？	1	2	3	4	5
（3）您有因季节变化、温度变化或异味等原因而咳喘的现象吗？	1	2	3	4	5
（4）您容易过敏（对药物、食物、气味、花粉或在季节交替、气候变化时）吗？	1	2	3	4	5
（5）您的皮肤容易起荨麻疹（风团、风疹块、风疙瘩）吗？	1	2	3	4	5
（6）您曾因过敏出现过紫癜（紫红色瘀点、瘀斑）吗？	1	2	3	4	5
（7）您的皮肤一抓就红，并出现抓痕吗？	1	2	3	4	5

判断结果：□是　　□倾向是　　□否

（8）气郁质

请根据近一年的体验和感觉，回答以下问题	没有（根本不）	很少（有一点）	有时（有些）	经常（相当）	总是（非常）
（1）您感到闷闷不乐吗？	1	2	3	4	5
（2）您容易精神紧张、焦虑不安吗？	1	2	3	4	5
（3）您多愁善感、感情脆弱吗？	1	2	3	4	5
（4）您容易感到害怕或受到惊吓吗？	1	2	3	4	5
（5）您胁肋部或乳房腹痛吗？	1	2	3	4	5
（6）您无缘无故叹气吗？	1	2	3	4	5
（7）您咽喉部有异物感，且吐之不出、咽之不下吗？	1	2	3	4	5

判断结果：□是　　□倾向是　　□否

（9）平和质

请根据近一年的体验和感觉，回答以下问题	没有（根本不）	很少（有一点）	有时（有些）	经常（相当）	总是（非常）
（1）您精力充沛吗？	1	2	3	4	5
（2）您容易疲乏吗？ *	1	2	3	4	5
（3）您说话声音无力吗？ *	1	2	3	4	5
（4）您感到闷闷不乐吗？ *	1	2	3	4	5
（5）您比一般人更耐受不了寒冷（冬天的寒冷，夏天的冷空调、电扇）吗？ *	1	2	3	4	5
（6）您能适应外界自然和社会环境的变化吗？	1	2	3	4	5
（7）您容易失眠吗？ *	1	2	3	4	5
（8）您容易忘事（健忘）吗？ *	1	2	3	4	5

判断结果：□是　　□倾向是　　□否

注：标有*的条目需先逆向计分，即：1→5，2→4，3→3，4→2，5→1，再用公式转化分。

2. 判定方法

（1）回答《中医体质分类与判定表》各量表中的全部问题。

（2）计算各量表原始分与转化分。

原始分 = 该量表下各问题条目的分值相加总和。

转化分数 = [（原始分 - 条目数）/（条目数 ×4）] ×100

将 9 张量表各自的转化分全部计算得出。

（3）判定标准。

平和体质为正常体质。

其它八种体质为偏颇体质，判定标准一致。

判定标准

体质类型	条件	判定结果
平和质	平和质表转化分≥ 60 分	是
	其它 8 种体质表转化分均< 30 分	
	平和质表转化分≥ 60 分	基本是
	其它 8 种体质表转化分均< 40 分	
	不满足上述条件者	否
偏颇体质	该偏颇体质表转化分≥ 40 分	是
	该偏颇体质表转化分 30 ～ 39 分	倾向是
	该偏颇体质表转化分< 30 分	否

3. 示例

某人各体质类型转化分如下：平和质 40 分，阳虚质 56 分，其余体质均低于 40 分，此人判定为阳虚质。

某人各体质类型转化分如下：平和质 75 分，阳虚质 56 分，气虚质 46 分，其余体质均低于 40 分，此人判定为阳虚质兼气虚质。

某人各体质类型转化分如下：平和质 75 分，气虚质 46 分，其余体质均低于 40 分，此人不能判定为平和质，应判定为气虚质。

某人各体质类型转化分如下：平和质 75 分，痰湿质 32 分，其余体质均低于 30 分，此人判定为基本平和，有痰湿倾向。

第四节　特殊类型体质调护

一、老年体质调护：

人到老年，肾之精气逐渐减少，各器官系统功能也逐渐退化，衰老本身成为了这个年龄阶段的特殊体质特点。而合理的养生保健措施能够有效减缓机体衰退速度、维持较高的中老年生活质量。

（一）膳食适宜

老年人脾胃虚弱，运化无力，机体的消化吸收功能与年轻时相比都相对较差。因此，养护脾胃，合理饮食对于老年人来说更具有重要的意义。膳食应在营养均衡的基础上，酌情选择有补血养血的食物，如桑葚、黑木耳、菠菜、甲鱼、海参等；同时亦可适当补充粗粮以降低碳水化合物摄入量，减少心血管及代谢性疾病风险。

另一方面，老年人膳食应有所禁忌，高糖、高脂、高盐、生冷食物等均应减少摄入；饮食习惯方面应避免暴饮暴食以免诱发心肌梗塞等危症，同时"饭后百步走"会增加饱食后老年人的心脏负荷，须注意避免。

（二）起居有节

老年人应合理安排起居作息，妥善处理生活细节，建立顺应自身气血运行规律的生活节奏。

睡眠应保持节律，保证"子午觉"（午时即为11点～13点、子时即为23点～凌晨1点）；同时应避免饭后睡觉、蒙头睡觉等不良习惯，醒后也不宜立即起床，应在床上活动5分钟后再起床。

老年男性常排尿不畅，提肛运动可有效改善症状，而骑车等运动可加重症状；大便应保持通畅，排便时间不宜过长，如反复便秘可适度使用开塞露、麻仁丸等较温和的通便药，慎用强力通便药。

老人对外部环境适应力较差，故添减衣服应循序渐进，不宜一次性大量添加或减少衣物，慢添慢减，力求让身体逐步适应外部寒热干湿环境。

《素养》第二十三条指出：人老脚先老，足浴有较好的养生保健功效。作为老年人重要的保健方式，足浴也有着自己的颇多学问。

足浴养生指南

足浴水温不宜过热，以40℃左右为宜，时间以每晚7~9点（肾经气血最弱时）为佳，持续时间20～30分钟左右为限。足浴同时可用双手搓下肢，能使周身血液循环加速，解除疲劳，能促进休息与睡眠。

过饱、过饥、进食状态、脚部外伤感染时均不宜泡脚，而患有心脑血管疾病、糖尿病的老人如果用水太热或持续时间过长都可能会加重病情。

（三）动以养生

老年人气血运行不畅，常有瘀血阻络，从而产生各种病理变化。故而通过运动来调和疏通气血，也是老年人重要的养生保健手段。

老年人应选择速率均匀、动作缓慢、强度不大、简易安全的运动方式，例如太极拳、五禽戏、保健操、气功等；运动量应循序渐进，从低强度开始，以感受到明显疲劳为运动终止点，慢慢提高运动量。

另一方面，老年人运动应有一定禁忌，须避免快节奏、负重、屏气、损伤膝关节的运动，运动中如感觉胸闷等不适应立即停止运动，或到附近医院就诊。

二、小儿体质调护

小儿具有生命力旺盛、但机体嫩弱的双重性特点，可以视为一种特殊的生理体质。针对小儿体质特点，采取相应的喂养调护手段，能有效增强小儿的体质，增加对疾病的抵御力。

（一）膳食适宜

应及时扩大孩子接触食物的种类范围，降低挑、偏食的发生率；保证进食规律，培养小儿对饥饿的定时感知能力；限制甜食、高盐食物及生冷食物的摄入量。

（二）喂养有度

《素养》第二十六条指出：小儿喂养不要过饱。孩子脾胃消化功能相对薄弱，同时又常常无法正确表达自己的饥饱感受，故而父母常易喂养过多，消化不了的食物在胃肠内形成食积，酿生内热，导致各种疾病的发生。故而小儿喂养应提倡"三分饥"，防止乳食无度。

（三）应时而睡

婴幼儿应尽早养成夜间睡眠、白天活动的作息习惯，6岁以下小儿应保证每日10小时左右睡眠时间；睡前不要使小儿兴奋，枕头不可过高或填塞太满。

（四）循序更衣

随着气候的变化，应注意给小儿添减衣服，但应循序渐进，不可骤增骤减；秋冬及早春季节小儿背、腹部应着重保暖，至于头部则不必穿戴过度、稍戴薄帽即可；衣着整体不可过紧、过暖，以防内热上火及削弱御寒能力。

（五）多见风日

小儿应常户外活动，多见风日，接受大自然的阳光和空气，使小儿逐渐适应环境，与四季变化的气候相适应，同时也能减少易感（频繁感冒）、佝偻病等疾病状态的发生率。体育锻炼运动量应自小到大，同时注意劳逸适度，不可过量。

三、妇女特殊类型体质调护

《素养》第二十一条指出：妇女有月经期、妊娠期、哺乳期和更年期等生理周期，养生保健各有特点。在这些妇女特有的生理周期中，妇女的体质也呈现出特殊的变化，对于妇女的这几种"特殊体质"，同样要应该进行针对性的体质调理。

（一）月经期保健

1.劳逸适度：经期失血可导致气血损耗，机体易感疲劳，故不宜过劳，严禁房事。

2.寒温适应：应着重注意小腹、足部等部位保暖；应避免冒雨涉水或冷水淋洗、游泳等；如出现痛经，坚持热敷多能有效缓解。

3.情志舒畅：经期肝气易郁，情绪易失控，应保持心情舒畅，维持气血正常运行。

4.保持清洁：保持外阴和阴道清洁，勤换内衣内裤；不宜盆浴、坐浴；大便后要从前向后擦拭。

5.清淡饮食：多喝开水，饮食清淡，不可过食辛辣、生冷食物，不过多饮用浓茶、咖啡，禁酒；保持大便通畅。

（二）妊娠期保健

1.膳食适宜：荤素搭配，粗细兼备，少吃多餐，品种多样；避免过多摄入热性调料及食品、醋、咖啡浓茶等，禁烟酒。

2.适度运动：孕期适度运动，尽量保持体重持续稳定增长，避免增重过快。运动量及运动方式应根据个人情况咨询产科医师为准。

3.起居节制：衣着应宽松，勤淋浴，保证充足睡眠（尽量选择躺卧以避免下肢水肿），孕早期及最后 6 周应节制性生活。

4.情志调适：妊娠期可能出现多种心理障碍，孕妇家属应及时介入干预，避免酿成更严重的后果。

（三）哺乳期保健

1.膳食适宜：保证充足水分、维生素、纤维素及优质蛋白质摄入，维持膳食多样化。禁忌寒凉、腌制、辛辣等刺激性食品，污染食品，烟酒、浓茶、咖啡，抑制乳汁分泌的食物（麦芽水、人参、韭菜等）等。

2.乳房保养：佩戴宽松、清洁、吸水性能好的乳罩；乳头破损或出现湿疹时应用温水洗净后哺乳；定时哺乳和两侧乳房轮流哺乳；乳汁排出不畅时可用按摩法排出淤积的乳汁。

（四）更年期保健

1.膳食适宜：在遵循均衡原则基础上，适度补充富含异黄酮和硼（如蜂蜜、豆类等）、维生素 B_1、维生素 D 及钙铁的食物，同时避免肥甘厚腻及重味食物。

2.药食配伍：根据个人情况，可采用药食两用的中药配伍成粥疗药膳进食。适合更年期调养的常用药食有：莲子、红枣、山药、百合、核桃仁、桑葚、蜂蜜、黑芝麻、龙眼肉、银耳、芡实、苡仁、

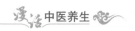

白扁豆、枸杞子等。

3.睡眠保健：更年期须额外重视睡眠质量。可常用大枣、小米、桂圆、莲子、牛奶等安神之品，睡前还可按摩涌泉穴、太阳穴、百会穴以助眠。禁忌产气食物、辛辣食物、咖啡因饮料；应避免睡前进食、用脑、激动等。

4.情志调摄更年期情志变化应有节制，碰到烦恼忧虑应学会倾诉、沟通和理解；家人、朋友应理解、宽容并充分关怀。

5.防病未然：更年期应关注泌尿路及妇科疾病、心血管疾病、内分泌疾病及月经改变、阴道异常出血等，一旦出现相关症状应及时就诊排除相关器质性疾病，定期体检。

行动起来

——常用养生保健简易方法

养生大家孙思邈的七言《卫生歌》以平实的语言阐述了中医的养生法则，对人们一年四季的饮食起居和养生调摄也作了十分简洁的叙述。如"发宜常梳气宜炼，齿宜数叩津宜咽。子欲不死修昆仑，双手揩摩常在面"，短短四句话中就包含了5种简易养生方法。孙思邈的长寿与重视养生实践无疑有着极大的关系。

健康，是优质生活的起始要求；养生，应当体现在生活的方方面面。现在最佳的生活方式是"忙碌并健康着"，所以，行动起来吧，先从常用养生保健简易方法开始！《素养》第四部分介绍了10种常用养生保健简易方法，下面我们来一一介绍。

《素养》第三十三条叩齿法：每天清晨睡醒之时，把牙齿上下叩合，先叩臼齿30次，再叩前齿30次。有助于牙齿坚固。

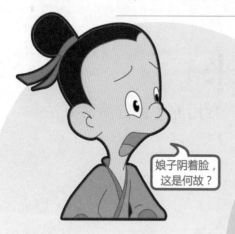

娘子阴着脸，这是何故？

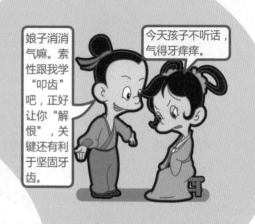

娘子消消气嘛。索性跟我学"叩齿"吧，正好让你"解恨"，关键还有利于坚固牙齿。

今天孩子不听话，气得牙痒痒。

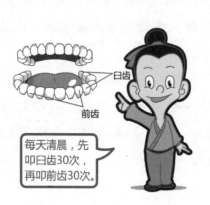

每天清晨，先叩臼齿30次，再叩前齿30次。

臼齿

前齿

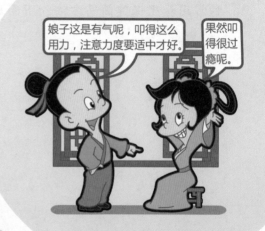

娘子这是有气呢，叩得这么用力，注意力度要适中才好。

果然叩得很过瘾呢。

《素养》第三十四条指出：闭口调息法：经常闭口调整呼吸，保持呼吸的均匀、和缓。

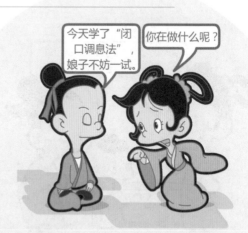

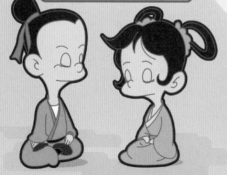

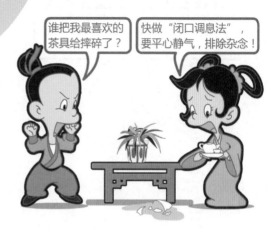

《素养》第三十五条：咽津法：每日清晨，用舌头抵住上颚，或用舌尖舔动上颚，等唾液满口时，分数次咽下。有助于消化。

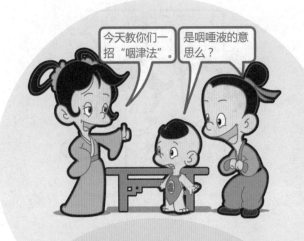

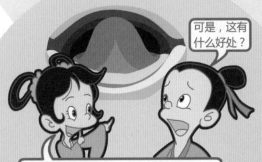

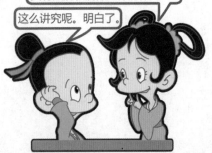

《素养》第三十六条：搓面法：每天清晨，搓热双手，以中指沿鼻部两侧自下而上，到额部两手向两侧分开，经颊而下，可反复10余次，至面部轻轻发热为度。可以使面部红润光泽，消除疲劳。

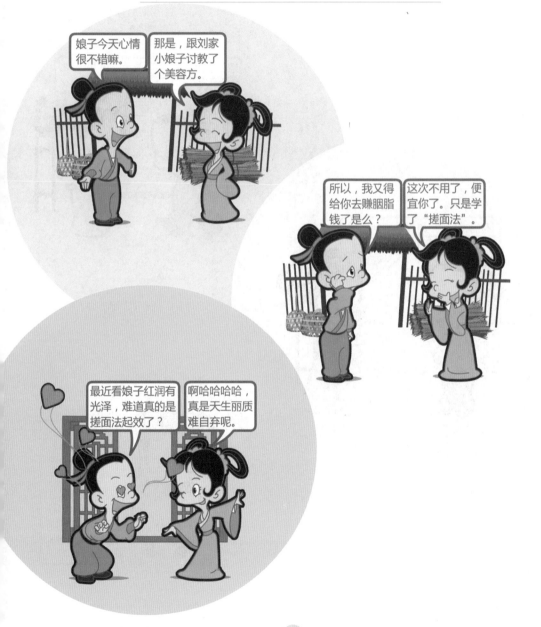

《素养》第三十七条：梳发法：用双手十指插入发间，用手指梳头，从前到后按搓头部，每次梳头50～100次。有助于疏通气血，清醒头脑。

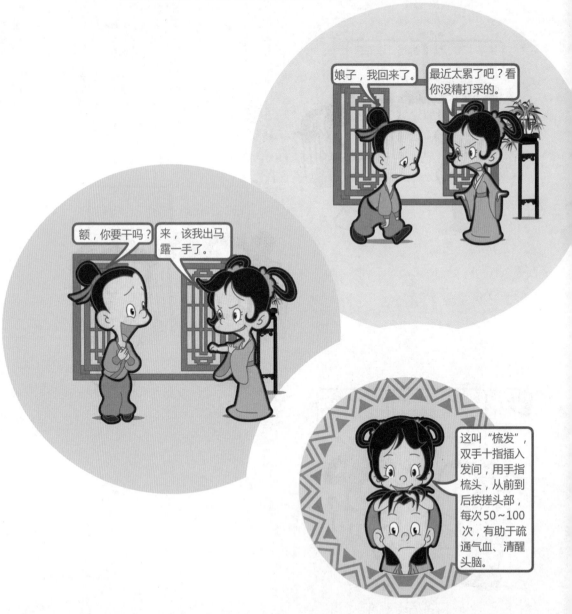

《素养》第三十八条指出：运目法：将眼球自左至右转动 10 余次，再自右至左转动 10 余次，然后闭目休息片刻，每日可做 4～5 次。可以清肝明目。

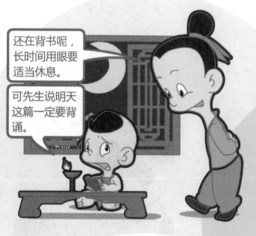

还在背书呢，长时间用眼要适当休息。

可先生说明天这篇一定要背诵。

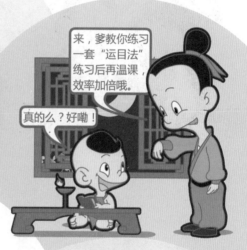

来，爹教你练习一套"运目法"练习后再温课，效率加倍哦。

真的么？好嘞！

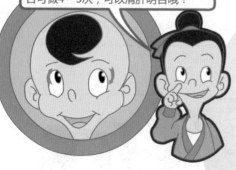

将眼球自左至右转动10余次，再自右至左转动10余次，然后闭目休息片刻，每日可做4～5次，可以清肝明目哦！

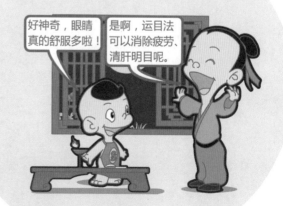

好神奇，眼睛真的舒服多啦！

是啊，运目法可以消除疲劳、清肝明目呢。

《素养》第三十九条：凝耳法：两手掩耳，低头、仰头5～7次。可使头脑清净，驱除杂念。

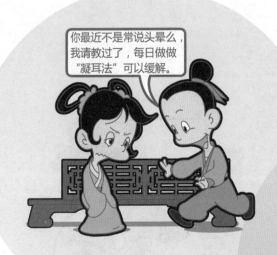

你最近不是常说头晕么，我请教过了，每日做做"凝耳法"可以缓解。

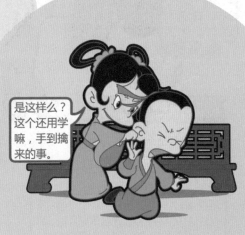

是这样么？这个还用学嘛，手到擒来的事。

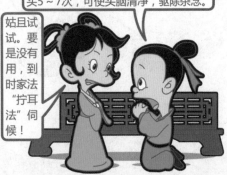

哎呦喂，娘子手下留情。此"拧耳"非彼"凝耳"也。要两手掩耳，低头、仰头5～7次，可使头脑清净，驱除杂念。

姑且试试。要是没有用，到时家法"拧耳法"伺候！

《素养》第四十条指出：提气法：在吸气时，稍用力提肛门连同会阴上升，稍后，在缓缓呼气放下，每日可做5～7次。有利于气的运行。

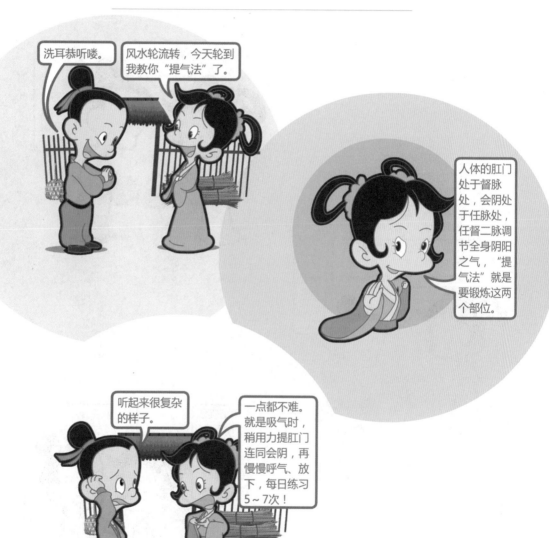

《素养》第四十一条：摩腹法：每次饭后，用掌心在以肚脐为中心的腹部顺时针方向按摩 30 次左右。可帮助消化，消除腹胀。

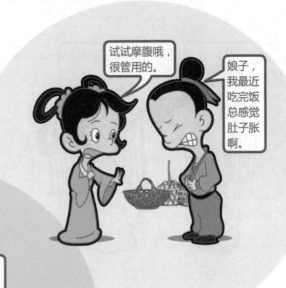

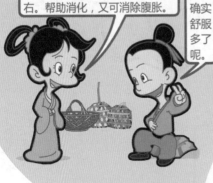

《素养》第四十二条指出：足心按摩法：每日临睡前，以拇指按摩足心，顺时针方向按摩100次。有强腰固肾的作用。

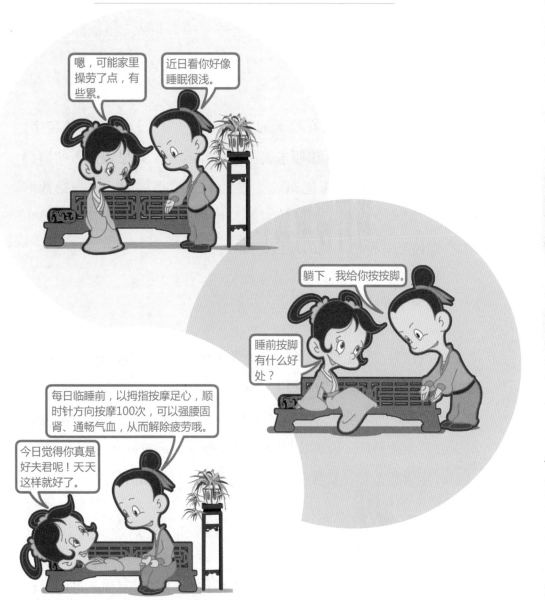

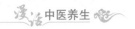

第一节　叩齿法

一、何为叩齿法

叩齿又名琢齿，又有鸣天鼓、击天磬、打天钟等好听的名字，其实就是使上、下齿互相叩击，就是空口咬牙。孙思邈主张"清晨叩齿三百下"，《杂病源流犀烛》卷二十三："每晨起，以一捻盐纳口中，以温水含揩齿，及叩齿百遍，为之不绝，不过五日，齿即牢密。"叩齿是一种较常见的牙齿保健方法。

二、叩齿的益处

中医认为"肾主骨"，而"齿为骨之余"，所以叩齿就是补肾的小妙招。古代中医学家认为叩齿有"坚齿""虫蛀不生""风邪消散""集神"等功效。西医学认为，经常叩齿，可以锻炼咬肌，使面部丰满，加强面部血液循环，改善面肤的营养，延缓面部皮肤衰老进而美颜。已经有牙病的患者，经常叩齿也能起到很好的辅助治疗作用。

三、如何叩齿

叩齿可每日早晚各做一次，每次叩齿数目多少不拘，可因人而异。叩齿的力量也不求一律，可根据牙齿的健康程度，量力而行，但必须持之以恒，从不间断，方可见成效。

清晨是叩齿的最佳时间，早上醒来后，先不说话，心静神凝，摒弃杂念。全身放松，心神合一，闭目，然后上下牙齿有节奏地互相叩击，铿锵有声，次数不限，一般以叩齿30下为宜，先叩白齿（俗称大牙）30次，再叩前齿（俗称门牙）30次。叩齿力度因人而异，力度不可过大而损伤牙体组织。叩齿后以手指按摩齿龈，可加速局部血液循环，改善牙龈部的营养血供。

叩齿法与第三节吞津法配合起来做能起到更好的补肾养生作用。

第二节　闭口调息法

一、何为闭口调息法

闭口调息，简而言之就是闭口调整呼吸，主要是调整肺部呼吸。"息"指的是呼吸和呼吸间的停顿。调息就是要达到古人说的"呼吸绵绵，若有若无"，即均匀、细缓、深长的程度。闭口调息法是中医常用的调整气机方法。

二、闭口调息的益处

调息就是对呼吸的训练，古代称为吐纳、炼气、调气、食气等。调息的最终目的，是为了锻炼精神的集中专一，提高身体的健康状况，是气功中提高生命力的一种手段。

调息通过减少呼吸频率、加大膈肌活动幅度，从而使肺活量得到提高。这里的减少呼吸频率并不是简单的屏气，而是让呼吸缓慢深长。由于深长呼吸会促进回心血量增加，因此也能改善血液循环。同时，由于膈肌的活动幅度增大，肝脾胃肠等腹部器官也得到了"温柔"的按摩，消化系统功能也获得改善。此外，"息调则心定，心定则神宁"，调息有助于心静神宁，所以有人用调息来改善睡眠。

三、如何闭口调息

首先开口，缓缓吐出体内浊气，再自鼻中吸气，用意咽入丹田（约肚脐下两指），吸气时小腹鼓起，呼气时小腹微收，口呼鼻吸重复三次。然后闭口合齿，舌头顶住上颚，也是我们常说的"天花板"，只用鼻子吸气和呼气。呼气时将肺内浊气全部呼出，吸气时让肺部完全充盈。每次 15 ～ 20 分钟。

闭口调息法没有时间限制，推荐早晨进行，因为此时阳气处于上升阶段，调息可以事半功倍。

第三节　咽津法

一、何为咽津法

咽津法，又称咽唾养生法、漱津法、咽液法、咽雨法等。即运用多种方法使口腔唾液增多并将其吞入腹中的一种保健方法。

二、咽津的益处

唾液又名玉液。咽津法具有洁口固齿、滋阴降火、生津补肾、强身健体、和润五脏、悦肌肤、助消化、利百脉的作用，坚持锻炼，还可益寿延年。《红炉点雪》："津既咽下，在心化血，在肝明目，在脾养神，在肺助气，在肾生精，自然百骸调畅，诸病不生。"

据传，宋代文学家、书画家苏东坡，平生注重咽津养生术。他咽津之法独树一帜：闲暇之时，每次取蒸熟的芡实米 1 粒，放入口中缓缓含嚼，直至唾津满口，再鼓漱几遍，徐徐咽下。每日他用此法含芡实 10 ～ 30 粒，持之以恒，使他花甲之年仍精力充沛、才思敏捷。

三、如何咽津

上身自然挺直，安然坐于凳上，两腿分开如肩宽，两手轻放于大腿上，嘴唇微合，全身放松，摒除杂念。自然呼吸，轻闭双目，思想集中在口腔处。先用舌搅动口齿，一般是围绕上下牙齿运转，顺时针 18 次，逆时针 18 次，古代养生家称之为"赤龙搅海"，用力要柔和自然。然后用舌尖顶住上腭部 1 ～ 2 分钟，促使腮腺、舌下腺分泌唾液，待口中唾液满时，鼓腮含漱 36 次。漱津后，将口中津液分 3 小口咽下，咽时意识由口腔转移到"丹田"。初练此功时津液不多，久练自增。除了清晨之外，此功午休、睡前都可以做，多做效果更佳。

第四节　搓面法

一、何为搓面法

搓面法是用手按一定的次序轻轻搓擦面部的一种保健方法。

二、搓面的益处

搓面有一定的养生保健作用，可防治一些身体疾患。清代医学家吴尚先在《理瀹骈文》中就说："晨起擦面，非徒为光泽也，和气血而升阳益胃也。"此法有改善面部血液循环的作用，可使面部红润光泽，消除疲劳，治疗面神经麻痹、面部色素沉着、黄褐斑、面部神经痛等病症。长期坚持可延缓颜面衰老，推迟老年斑产生。

三、如何搓面

每天清晨，搓热双手，以中指沿鼻部两侧自下而上，到额部两手向两侧分开，经颊而下，可反复10余次，至面部轻轻发热为度。

在治疗面神经痉挛、面神经麻痹、面部神经痛等疾病时，除了上述操作方法外，还可先用防风12克，川羌活12克，川芎15克，白僵蚕10克，当归12克，煎水洗脸，然后搓面。

在治疗色素沉着、黄褐斑、痤疮、雀斑及其他原因造成的面部受损时，可先搽涂珍珠霜、人参霜、灵芝霜、银耳霜、丹参霜等，这些在商店中都能买到，然后再搓面。

在气候干燥的地区或季节，在搓面之前最好先用热水洗脸，擦干后搓上护肤脂、雪花膏等，可以滋润皮肤，防止皲裂。

第五节　梳发法

一、何为梳发法

梳发法是以指腹代梳梳头的一种头部按摩法。

二、梳发的益处

中医认为，头为诸阳所汇，百脉相通。发为血之余，肾之华。人体十二经脉和奇经八脉都汇聚于头部，有百会、四神聪、印堂、风池等近50个重要穴位。俗话说"千过梳头，头不白"。十指梳头时正好按摩这些穴位，通过头部神经的反射作用，促进血液循环，加快细胞的新陈代谢，增加对头皮及毛发的血氧供应，使头发乌黑光润。同时，也加强了人体经络与全身各组织器官之间的沟通，清心醒目、开窍宁神。

对于脑力劳动者和现代都市白领来说，常常梳发不仅可以疏通经络，活血化瘀，还可以放松神经，养颜美容。还有不少人在运用梳发法一段时间后，发现记忆力有所增强。

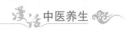
三、如何梳发

操作前，剪短指甲，以防指甲刮破头皮。操作时双手指腹分别从发际线两侧，从前往脑后轻梳，边梳边适度按压，至头皮微微发热即可。每天早中晚可各做 1 次，每次双手各梳 50 ～ 100 下左右。

当然，也可以用梳子进行"有梳"的梳发法，可以用木梳、牛角梳，有条件的也可以用玉梳。梳头时，梳齿与头部表面要倾斜一定角度，顺着头形梳理，每分钟约 20 ～ 30 下，每次 3 ～ 5 分钟。如头痒或出现少量脱发，则可每次增加 50 下，以头皮有热、胀、麻感为佳。

第六节　运目法

一、何为运目法

运目，是指眼球按一定方向、一定频率旋转运动的一种眼部保健方法。

二、运目的益处

眼睛是心灵的窗户，《内经》云："五脏六腑之精气皆上注于目。"眼睛明亮有神是五脏精华上注于目的体现。现在社会，大部分人都离不开电脑、手机等电子产品，时间长了很容易导致视疲劳、干眼症等，这个时候如果还不对眼睛坐点儿保养，可能近视、青光眼甚至暴盲。这可不是危言耸听，因为经常使用电子产品造成青年暴盲的报道已经屡见不鲜了。运目是使眼球旋转运动起来，锻炼眼部肌群，具有改善眼部神经功能、促进眼周围血液循环、消除视疲劳、调节内眼晶状体功能的作用，对预防近视、散光，推迟老花有一定功效。

而且，中医认为心主神明，"闭目养神"，何尝不是在养心呢。午睡前，如果能练练运目，不但会增加午睡质量，还能有效缓解视疲劳，进而提高下午的工作效率。

三、如何运目

两脚分开与肩同宽，挺胸站立，头稍仰。瞪大双眼，尽量使眼球不停转动（头不动），先从左向右转 10 次（顺时针），再从右向左转 10 次（逆时针）。然后停，放松肌肉，再重复上述运动，如此 3 遍。每天可做 4～5 遍，早中晚皆可，推荐在早晨、午睡前以及长时间用眼后运目。

第七节　凝耳法

一、何为凝耳法

凝耳，是指按一定方向运动头部以达到耳部养生的一种方法。

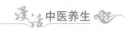

凝耳是指要忘声返听，不为外界声响所吸引，古代很早就有"以耳养生"的记载，其中"凝耳法"是常用方法之一。

二、凝耳的益处

反复低头仰头，可促进脑部血液循环。丰富的血液循环可使头脑清醒，让人深度放松，有调节精神的作用。而且，耳朵周围穴位众多，如耳尖、翳风、头窍阴等，掩耳的同时可按摩这些穴位，起到疏通经络的作用。

三、如何凝耳

身体坐直，全身放松，屏气凝神，大脑放空。双手捂住耳朵，头部俯仰，即低头、仰头各 5 ～ 7 次，动作尽量轻缓，不可过快过急，以防眩晕。此法不限时间，平日均可练习，多做效果更佳。

第八节　提气法

一、何为提气法

提气，即撮谷道，通俗的讲就是提肛运动，像忍大便一样，将肛门向上提，然后放松，接着再往上提，一提一松，反复进行的一种养生方法。

二、提气的益处

明朝的"养生十六宜"中提到"谷道宜常撮",指的就是提气法。乾隆皇帝活了八十九岁,是最长寿的皇帝,他最得意的养生秘诀就是提肛运动。提气法还是道家传统防漏丹的秘技,俗称"十六锭金":"一吸便提,息息归脐。一提便咽,水火相见。"一个字值一锭金子。

提气法是一种即简便、又实用的肛门功能锻炼方法,具有预防和治疗肛门疾病的双重作用,国内外都很提倡该方法。练习提气对中老年人易患的痔疮、肛裂、脱肛、便秘、慢性结肠炎等均有较好的防治效果。

三、如何提气(坐、卧、站立均可)

两腿分立与肩同宽,两手并贴大腿外侧,两眼正视前方,全身放松,以鼻吸气,缓慢匀和,吸气的同时,用力提起肛门,包括会阴部,肛门紧闭,小肚及腹部稍用力同时向上收缩。稍停,放松,缓缓呼气。呼气时,腹部和肛门要慢慢放松。这样一紧一松,做10余次。若能采取胸膝卧位(双膝跪姿,胸部贴床,抬高臀部)做好提肛运动,则效果更好。

第九节　摩腹法

一、何为摩腹法

摩腹疗法是指对腹部进行有规律的按摩保健方法。

二、摩腹的益处

中医认为，腹部为"五脏六腑之宫城，阴阳气血之发源"，意思是说腹部是容纳五脏六腑的大仓库，而腹内脾胃为人体后天之本，因此腹部又是阴阳气血生发的源泉。摩腹既可健脾助运而直接防治脾胃的疾患，又可培植元气，使气血生化机能旺盛，从而起到防治全身疾患的作用。

三、如何摩腹

坐或卧式，自然呼吸。双手叠掌置脐下腹部，以脐为中心，两手绕脐，由小至大，顺时针方向作螺旋式转摩30圈，动作不能过急，要匀速、缓慢、柔和、轻松自然。摩腹毕，可起身散步片刻。

急性外科腹痛症不可用此法。另外，如有腹泻症状，将顺时针改为逆时针，其余动作不变。

第十节　足心按摩法

一、何为足心按摩法

足心按摩就指在足心部或按揉或摩擦以防治疾病的一种方法。

二、足心按摩的益处

足心有重要穴位涌泉穴，涌泉穴直通肾经，是浊气下降的地方。经常按摩涌泉穴，可益精补肾，强身健康，并能舒肝明目，促进睡眠，对于肾气亏虚所致引起的眩晕、耳鸣、失眠、疲乏等均有一定的疗效。第一部外治专著《急救广生集》认为足心按摩"最能固精融血，康健延寿，益人之功甚多"。

三、如何足心按摩

每日临睡前用温水泡脚，再用手互相搓热后，用左手心按摩右脚心，右手心按摩左脚心，每次 100 下以上，以搓热双脚为宜。

1. 按法：用拇指的指腹垂直按压足心涌泉穴，按下片刻后再提起，一按一放，反复进行。

2. 摩法：用手掌面或食、中、无名指指面附着于足心部，以腕关节连同前臂作顺时针方向有节律的摩擦，摩擦时频率宜快，用力

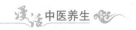

宜稍重，摩至双足心发热为度。

3.揉法：用拇指或食指或中指指端放于足心涌泉穴处，顺时针方向按揉。

你不可能吃了一粒保健品就发现自己的健康状况发生了变化，对吧？那样不行，你必须坚持服用，每天服适当的药量。你也不可能刚刚开始健身，就指望着赢得下周选美大赛冠军。你要在行动之上不断行动，再在行动之上不断行动，才能得到想要的结果。所以，这十种养生方法要时常进行，可别"三天打渔，两天晒网"啊。